JN271912

地域医療連携サポートBOOK

フローチャートでわかる
がん化学療法の副作用

国立がん研究センター東病院頭頸部内科 頭頸部内科長　**田原　信** 編
国立がん研究センター東病院薬剤部　**鈴木真也** 著
国立がん研究センター東病院頭頸部内科　**榎田智弘**

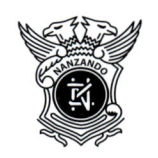

南山堂

編集

田原　信
国立がん研究センター東病院頭頸部内科　頭頸部内科長

執筆

鈴木真也
国立がん研究センター東病院薬剤部

榎田智弘
国立がん研究センター東病院頭頸部内科

執筆協力

吉田幹宜
国立がん研究センター東病院　薬剤師レジデント

小林武彦
国立がん研究センター東病院頭頸部内科

推薦の序

　最近のがん化学療法は，分子標的薬を含む新たな抗がん薬や治療法の開発，副作用を防止または軽減する支持療法薬の登場により，治療効果の向上や副作用対策の充実が図られています．しかし，副作用への対応が遅れた場合には，致命的な結果を招くこともあります．また，分子標的薬によって従来型の抗がん薬とは異なり，患者のQOLが著しく低下し，治療の継続を困難にする副作用が発生することもあります．がん化学療法は，患者のがん種やステージなど目的によって最適な化学療法を選択することはもちろんですが，患者への治療内容の丁寧な説明，レジメン管理，抗がん薬の調製，患者への服薬指導，治療効果のモニタリング，副作用のモニタリング，副作用対策が必要で，治療の決定から治療後まで医師，薬剤師，看護師などが連携したチームでの関与が求められます．

　特に外来化学療法や経口抗がん薬による治療が増加している現状では，いかに，患者の自宅などで発生する副作用に対応するかがとても重要になっています．そのため，多くの病院の外来化学療法室や薬局の窓口でお薬の説明書を用いた説明や指導が行われています．しかし，患者や家族は，実際に副作用が発生した場合の判断が難しく，どのように対応してよいか悩むことが多く，対応が遅れることがあります．

　本書は，今，発生している症状から順にフローチャートをたどっていくことで，副作用への対応が行えるように示されています．また，医療者が説明時に何を確認し，何を考え，どう対応するかかが解説されています．がん医療に関わる全ての医療者に手に取ってほしい素晴らしい本です．

　本書の普及で副作用による治療の中断が減少することを願っています．

　2015年2月

日本病院薬剤師会

遠藤一司

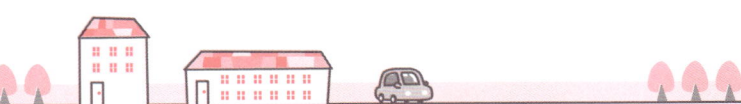

序

　がん薬物療法の進歩は目覚ましく，多くの薬剤が承認され，日常診療で使用できるようになった．しかし，薬剤によって副作用が異なり，また副作用が自宅で出現した場合，どのように対応したらよいか迷うことも少なくない．重篤な副作用が出現した場合は，すみやかに病院連絡をして対応することはもちろんであるが，軽い症状から早めに対応することも重篤化を抑えて安全に治療継続するうえで非常に重要である．我々が十分時間をかけて副作用出現時の対応について説明を行っても，時間の経過とともに患者さんは忘れてしまうこともある．また，説明を聞いていない家族が副作用出現時に対応することもある．適切な対応ができなかったことに対して「説明を十分理解していない患者，説明を聞いていない家族」に責任があるとは言えない．病院で渡されたがん薬物療法に関する説明書あるいはパンフレットには，副作用の詳細な記載はあるが，どのような副作用であったら，すぐに病院連絡すべきか，処方された副作用に対する薬剤をいつ服用開始すべきか，効果がなければどうしたらよいかなど具体的な対応策まで記載がない．

　これらの問題を解決するために，フローチャート式の説明書の作成を著者の一人である当時当院薬剤部レジデントであった鈴木先生に依頼した．わずか数週間で見事なフローチャートを作成してくれ，患者からの評判もよかった．英語版も作成し，国内外の著明な先生からもお褒めもいただいた．当院のみならず，日本全国，全世界でこのフローチャート式説明書が普及すれば，患者さんのがん薬物療法がより安全に，かつ副作用による中止がなくなりより長く治療継続できるのではないかという想いでこの本を出版することになった．患者さん・ご家族にも十分理解できるよう心がけたので，ぜひ，多くの薬剤師や患者さんが活用し，安心してがん薬物療法を継続されることを期待したい．

　　2015年2月

　　　　　　　　　　　　　国立がん研究センター東病院頭頸部内科　頭頸部内科長

　　　　　　　　　　　　　　　　　　　　　　　　　　　　田原　信

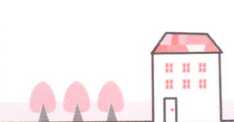

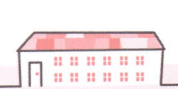

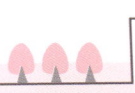

目　次

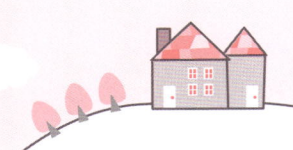

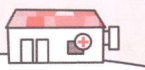

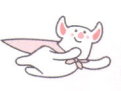

「フローチャート型支持療法説明書」の作成目的と今後の展望 ……→ 1

フローチャートで攻略！抗がん薬の副作用対応 ……→ 7

1. 吐き気・食欲不振 ……… 8
2. 発　熱 ……… 28
3. 下　痢 ……… 48
4. 便　秘 ……… 60
5. 呼吸器症状 ……… 72
6. 皮膚症状 ……… 84
7. 手足の症状 ……… 104
8. 痛　み ……… 118
9. 口内炎 ……… 140

文献一覧 ……… 157
一般索引 ……… 161
薬剤索引 ……… 163

本書を使用する前に

- 本書に記載されている内容は必ずしもすべての施設の現状に即したものではありません．

- 本書を活用される際には必ず，がん化学療法に関わる医師・薬剤師・看護師・その他の医療従事者でがん化学療法に伴う副作用への対応を話し合う必要があります．

- 本書に示した内容は，患者さんの病態および治療に用いられる抗がん薬の説明に責任をもったうえで補足資料としてご活用ください．

「フローチャート型支持療法説明書」の作成目的と今後の展望

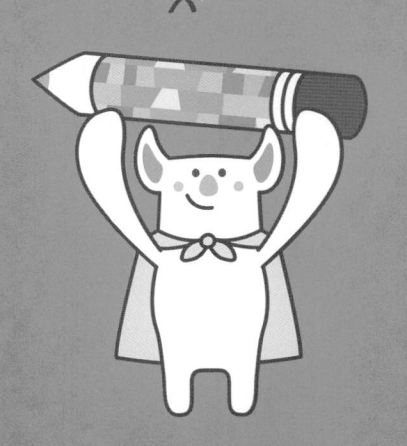

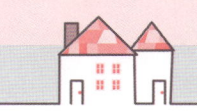

本書のもととなった説明冊子とその使用

　本書は，2010年より開発をはじめた患者さん向けのフローチャート型支持療法説明書「抗がん剤の副作用に対する対応」（以下，フローチャート冊子）をもとに作成しています．フローチャート冊子は2011年より施設内の承諾後，入院中のがん化学療法患者さんに配布を開始しました．使用方法を図1に示します．現在は，本書のもととなった第1版を改良し，第2版「副作用で困ったら〜抗がん剤の治療をお受けになる方へ」を入院，外来の化学療法において使用しています．

フローチャート冊子の使用経験についての報告

　説明冊子に関する研究は，その有用性について証明することが困難であることからあまり報告がありません．われわれはこのフローチャート冊子の有用性について調査を行い，支持療法薬の適正使用の向上と副作用が発現した際の電話相談の頻度の増加，そして緊急入院に至る頻度の抑制について報告をしました（Suzuki, et al, Sage Open Medicine, 2014）．また，患者さんのご家族に対する有害事象が起こった際の情報提供，支持療法薬に関する知識の共有，医療従事者がおこなう説明の効率化などについても別途報告しています．

❶ 自覚した副作用（症状）を目次で探す

熱がある

目 次　ページ

1）発熱 …………………… 2
2）吐き気，食欲不振 ……… 6
3）だるさ ………………… 10
4）げり ………………… 14
5）便秘 ………………… 18
6）息苦しさ，咳 ………… 22
7）皮膚症状 ……………… 26
8）手足のはれ …………… 30
9）なみだ眼 ……………… 34

抗がん剤の副作用に対する対応

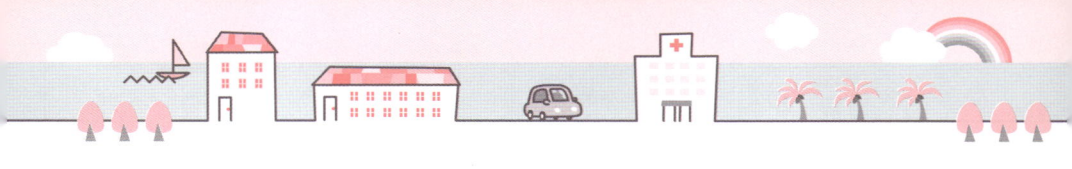

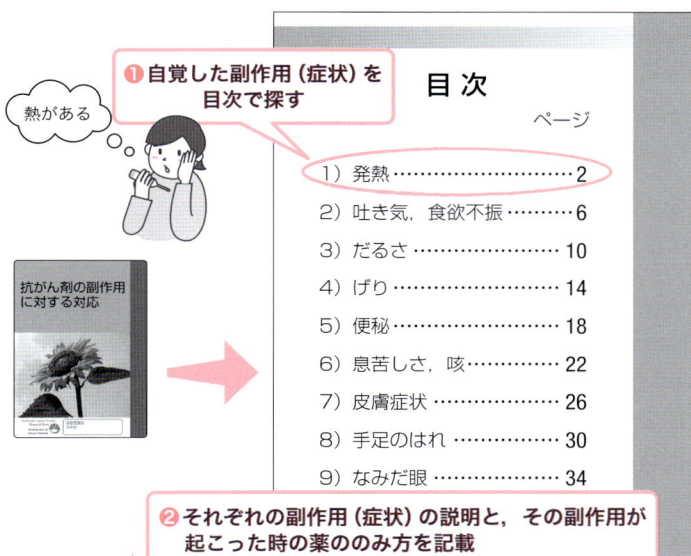

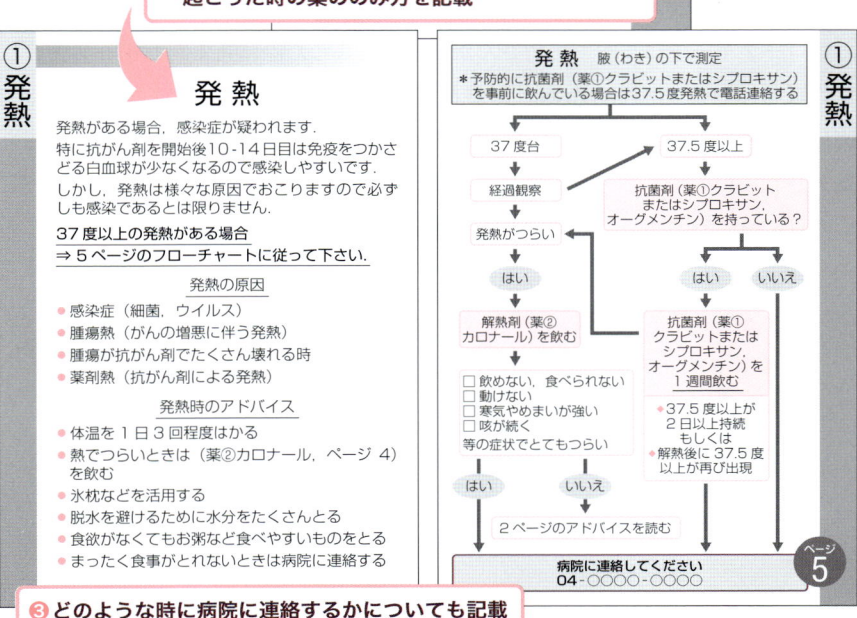

❷ それぞれの副作用（症状）の説明と，その副作用が起こった時の薬ののみ方を記載

① **発熱**

発熱がある場合，感染症が疑われます。
特に抗がん剤を開始後10-14日目は免疫をつかさどる白血球が少なくなるので感染しやすいです。
しかし，発熱は様々な原因でおこりますので必ずしも感染であるとは限りません。

37度以上の発熱がある場合
⇒ 5ページのフローチャートに従って下さい。

発熱の原因
- 感染症（細菌，ウイルス）
- 腫瘍熱（がんの増悪に伴う発熱）
- 腫瘍が抗がん剤でたくさん壊れる時
- 薬剤熱（抗がん剤による発熱）

発熱時のアドバイス
- 体温を1日3回程度はかる
- 熱でつらいときは（薬②カロナール，ページ4）を飲む
- 氷枕などを活用する
- 脱水を避けるために水分をたくさんとる
- 食欲がなくてもお粥など食べやすいものをとる
- まったく食事がとれないときは病院に連絡する

① **発熱**　腋（わき）の下で測定
＊予防的に抗菌剤（薬①クラビットまたはシプロキサン）を事前に飲んでいる場合は37.5度発熱で電話連絡する

37度台 → 経過観察 → 発熱がつらい → はい
37.5度以上 → 抗菌剤（薬①クラビットまたはシプロキサン，オーグメンチン）を持っている？
- はい → 解熱剤（薬②カロナール）を飲む
- いいえ → 抗菌剤（薬①クラビットまたはシプロキサン，オーグメンチン）を1週間飲む
  - 37.5度以上が2日以上持続
  - もしくは解熱後に37.5度以上が再び出現

□ 飲めない，食べられない
□ 動けない
□ 寒気やめまいが強い
□ 咳が続く
等の症状でとてもつらい
→ はい／いいえ → 2ページのアドバイスを読む

病院に連絡してください
04-○○○○-○○○○

ページ5

❸ どのような時に病院に連絡するかについても記載

図1　フローチャート冊子の使い方（イメージ）

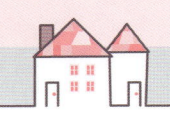

フローチャート冊子の普及を目指して

　われわれが臨床で用いているフローチャート冊子は医療従事者のテキストを目指したものではなく，"患者さんが自宅でもがん化学療法の有害事象へ確実に対応できること"を目指して作成しました．がん化学療法を受けている患者さんにおける有害事象の適切なマネジメントは薬剤師のみならず，多くの医療従事者が実臨床で取り組み続けているものです．そのため，学会にて「フローチャート冊子」を紹介するとその情報共有について必ず話がありました．しかしながらエビデンス重視の現代において単施設が作成したものを単に大きく公表するのはよいものではありません．

　そのため本書は，フローチャート冊子の内容に加え，医療スタッフのための解説や付属的な情報を付記したものを出版することで「フローチャート冊子」の概念を全国に普及させることを目的にしています．すなわち，本書はその概念を詳しく，薬剤師や医療スタッフ向けにまとめています．また，本書に掲載したフローチャートはすべて患者さんが症状を起こした際に見て判断する文書として作成しています．そのため，医療機関で行う評価とエビデンスに基づいた実臨床と異なり，患者さんが自宅でどのように対応するべきか，現実的な対応を処方されているであろう支持療法薬に基づいて作成している部分がありますが，その点については本書の特徴であると理解していただければ幸いです．

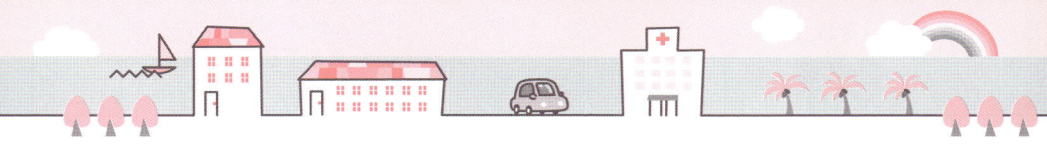

本書の構成と使い方

　本書は抗がん薬の副作用別に，①患者目線での有害事象への対応フローチャート（図2），②対応のチェックポイント，③副作用についての知識，④服薬指導時のアドバイス，⑤使用する薬の情報で構成しました．特に，③副作用についての知識は，病態によっては生命に関わるような重篤な状況をピックアップし，これに該当するような場合には早急に対応する必要があるため，医療機関に連絡すべき内容をまとめました．

　ここで，本書を有効にご活用いただくために2つの使い方を提案いたします．ひとつは前述した通り自施設で同様の患者用説明冊子を作成する際の参考とすること，もうひとつは自施設にて行っている支持療法薬の使用やがん化学療法中の患者さんの副作用マネジメントの理解に活用することです．なお，本書を活用するためには，医療機関内（医師・看護師・薬剤師）と地域（保険薬局）の連携が必要であることは言うまでもありません．その共通認識のツールとして活用もできるでしょう．

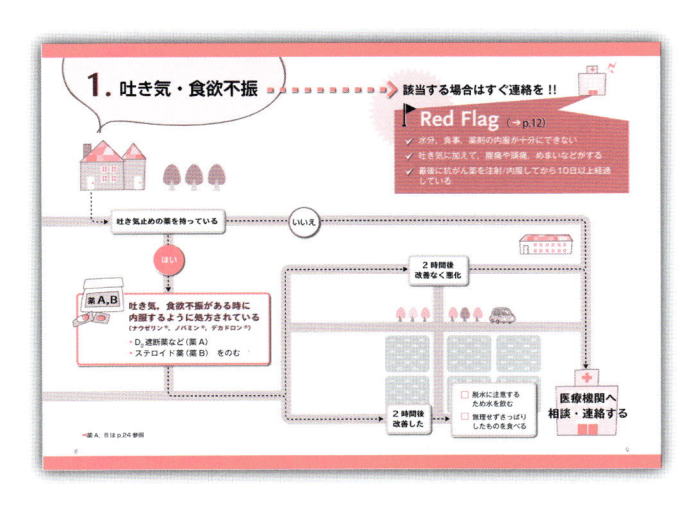

図2　患者目線での有害事象への対応フローチャート

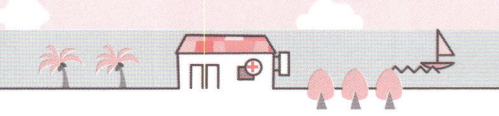

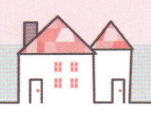

フローチャート冊子の今後の展開

　がん薬物療法は日進月歩で進化しています．そのため，それに伴い副作用対策・対応に関する情報を常にアップデートする必要があります．そして，われわれ医療従事者は，その情報を患者さん目線でアウトプットすることが求められています．このような背景の中，前述した通り，当院では2011年にフローチャート冊子を作成した後，1回の改訂を経て，現在，第2版「副作用で困ったら～抗がん剤の治療をお受けになる方へ」を入院，外来の化学療法において使用しています．

　さらなる高齢化時代の到来および外来化学療法の実施件数が増加する現状において，この患者誘導型のフローチャート冊子は，自宅における抗がん薬に伴う有害事象に対する適切に対応はもちろんのこと，近年増えてきた分子標的治療薬の特徴的な有害事象のマネジメントにも有用となるでしょう．

　また，医師をはじめとした医療スタッフと協働してフローチャート冊子を作成することにより，支持療法薬の見直しや，治療方針の意思統一を図る一助となります．すなわち，チーム内の信頼関係を強固なものとし，より安全かつ合理的ながん薬物療法を提供できる体制が整備されることでしょう．

　本書をきっかけとして，フローチャート冊子が全国的に普及し，また改良を重ね継続的に使用され，さらに地域医療連携をサポートするツールとして共有することで，より広い範囲でシームレスな医療を展開し，患者さんのQOL向上へ貢献できるだろうと確信しています．

フローチャートで攻略！
抗がん薬の副作用対応

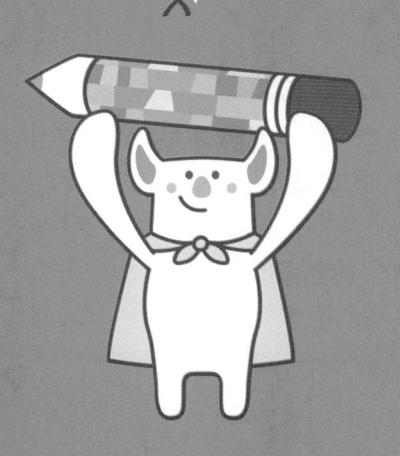

1. 吐き気・食欲不振

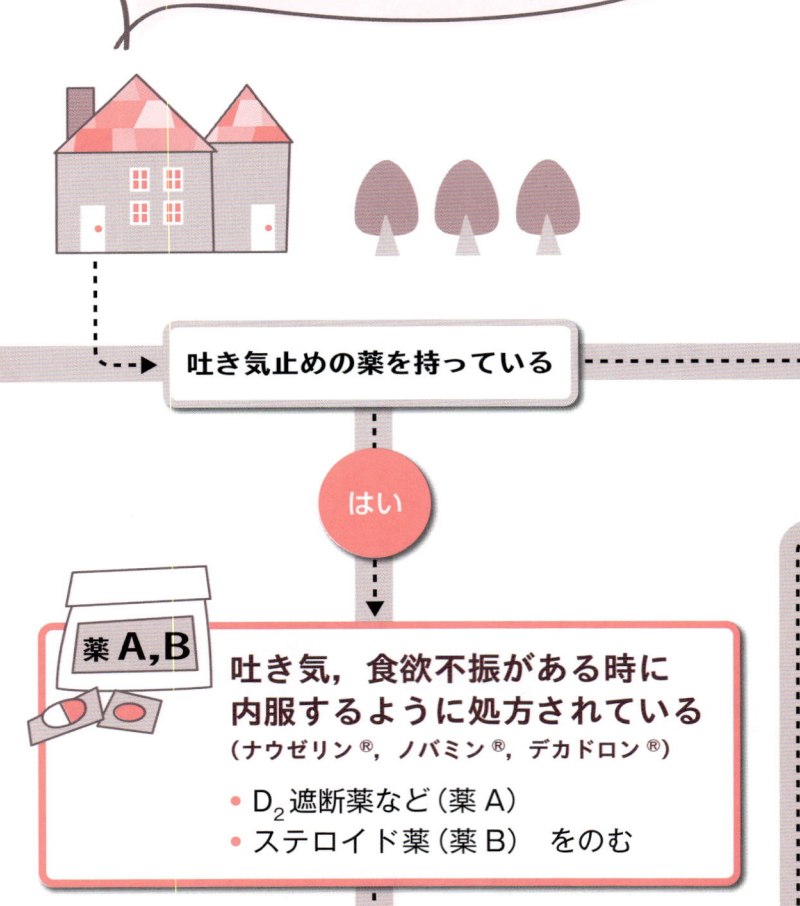

吐き気止めの薬を持っている — いいえ

はい

薬 A, B

吐き気，食欲不振がある時に内服するように処方されている
（ナウゼリン®，ノバミン®，デカドロン®）

- D_2 遮断薬など（薬 A）
- ステロイド薬（薬 B）　をのむ

➡薬 A，B は p.24 参照

該当する場合はすぐ連絡を!!

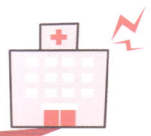

🚩 Red Flag （→ p.12）

- ✓ 水分，食事，薬剤の内服が十分にできない
- ✓ 吐き気に加えて，腹痛や頭痛，めまいなどがする
- ✓ 最後に抗がん薬を注射/内服してから10日以上経過している

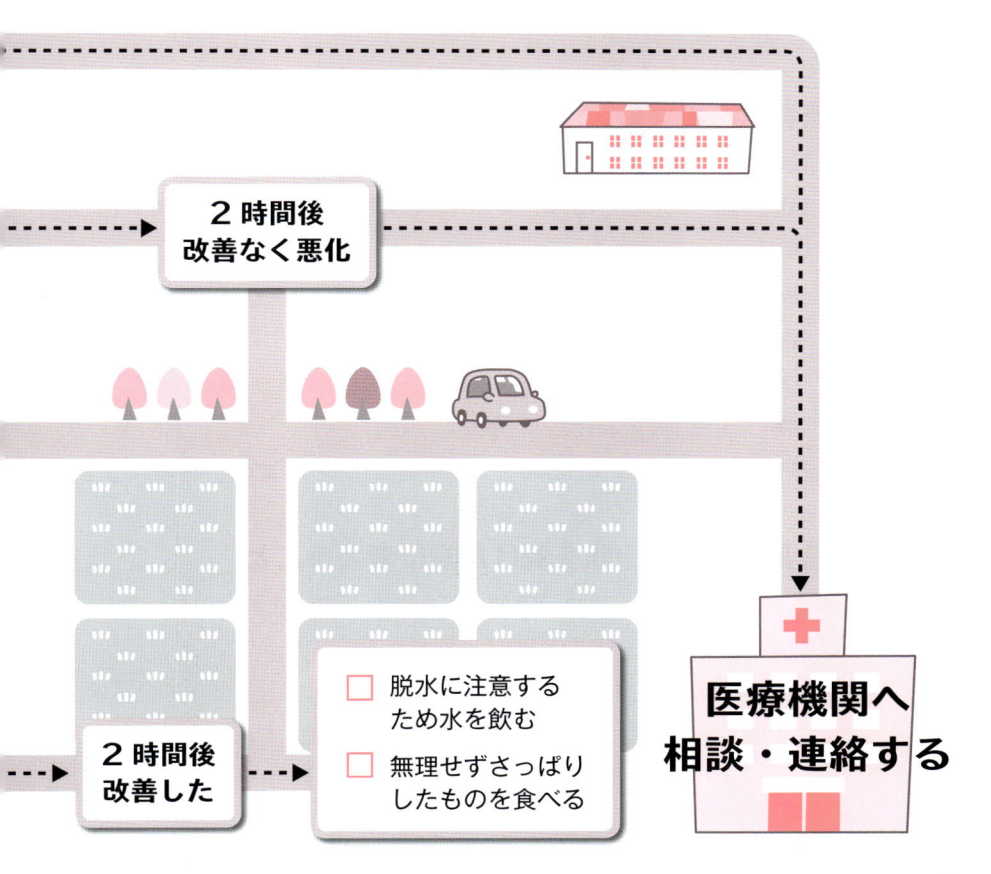

2時間後 改善なく悪化 → **医療機関へ相談・連絡する**

2時間後 改善した →
- ☐ 脱水に注意するため水を飲む
- ☐ 無理せずさっぱりしたものを食べる

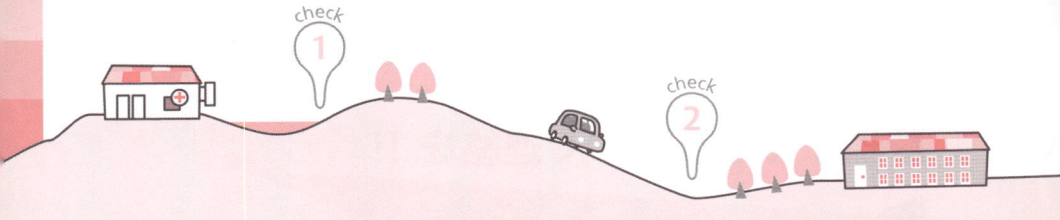

吐き気・食欲不振

check 1　患者さんと話す際に確認しよう
- 病態の把握（脳転移や消化管通過障害を来す病変がないかなど）(p.16)
- 併用薬の評価〔併用薬による吐き気のチェック(p.20)〕
- 前回治療時の悪心の確認（前回悪心があった場合，予防薬が処方されている可能性を想定）

check 2　患者さんに薬の説明をする前に理解すること
- 投与されている抗がん薬の吐き気リスク（表1）は？
  病院ではリスクごとにガイドラインで決められた吐き気止めを使用している．
- 使われるのは主に以下の3種類である．
  - NK_1拮抗薬(p.25, 薬D)
  - 5-HT_3拮抗薬(p.25, 薬E)
  - ステロイド薬(p.24, 薬B)
- 予測性悪心・嘔吐がある場合，抗不安薬(p.25, 薬C)が使われる．

check 3　患者さんから相談を受けた際に考えること
- 医療用麻薬をのみ始めの時期，またはがんの吐き気止めとしてプロクロルペラジン（ノバミン®）がよく使われる．
- 抗精神病薬(p.24, 25, 薬A＋薬C)が頓服処方として出ている場合，その処方意図についてしっかりとした説明が必要である．

対策のチェックポイント

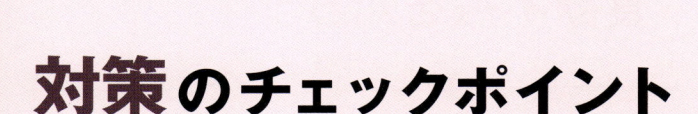

- 体動時・車酔いがある場合，ジフェンヒドラミン（トラベルミン®）が処方されることがある（p.25, 薬E）．
- 副作用を注意する薬は中枢性D_2遮断薬，ステロイド薬がある．

check 4　相談を受けた後に考えること

- 薬だけでは吐き気対策は十分ではない．化学療法中の吐き気にはさまざまな原因がある．抗がん薬による副作用以外の可能性も考慮して対応する．
- 自宅で気持ちが悪いときには我慢しないで，医療機関にすぐに連絡・相談するような服薬説明が大切である．病院には当直の医師が必ずいるので夜間でも緊急時には連絡しても問題ないことを伝える．
- 気持ち悪いのに処方された吐き気止めが飲めない場合や吐き気止めがない場合は，医療機関へ連絡をするように説明する．
- 吐き気とともに37.5℃の発熱や強い悪寒を感じる場合，重度の感染症の可能性がありますので医療機関へ連絡するように説明する．
- 嘔吐した後は脱水や電解質の低下が生じてしまい，ますます体調が悪くなっていきます．水分補給をこまめに行い，食事がとれない場合は夜間でも医療機関へ連絡するように説明する．

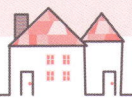

吐き気，食欲不振を知ろう！

> どのような「吐き気・食欲不振」が怖いのか
> 〜どんなときに病院に連絡すればよいのか〜

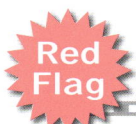

Red Flag この項目に該当したらすぐ対応!!!

▶ 水分，食事，薬剤の内服が十分にできない

- 吐き気により水分や食事が十分にできないような場合，脱水や電解質異常などの原因となります．
- 制吐薬をはじめとする薬剤の内服も困難であることが予想され，悪循環に陥る可能性があります．原因の検索と点滴などの非経口的な投与を検討する必要があり，医療機関の受診が勧められます．

▶ 吐き気に加えて，腹痛や頭痛，めまいなどがする

- 頭痛や腹痛，めまいなどの随伴症状がある場合，抗がん薬の影響以外の可能性を考える必要があります．脳出血や腸閉塞などの重篤な疾患が隠れている場合もあります．

▶ 最後に抗がん薬を注射/内服してから10日以上経過している

- 遅発性悪心は投与24時間から120時間（5日間）程度ですので，10日以降に突然起こる吐き気は他の原因が考えられます．

＊ この他にも，「意識の状態が悪い」や「呼吸が荒い，回数が多い」など，身体の状態が悪い，明らかにいつもと違う，と感じられる場合は，医療機関への連絡・受診が適切です．

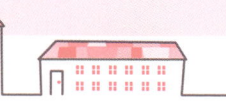

抗がん薬治療中の"吐き気・食欲不振"とは？ 原因は？

抗がん薬投与に伴う"吐き気・食欲不振"

- 抗がん薬は，吐き気が出やすいものと比較的出にくいものがあり，高度リスク，中等度リスク，低リスクなどに分かれています（表1）．
- 日本癌治療学会のホームページ[1]では国際的ガイドラインを加味した制吐薬ガイドラインを公開しており，その中で個々の抗がん薬やレジメン（抗がん薬の組み合わせによる治療方法）ごとのリスクを示しています．
- 注射薬でも吐き気を来しにくいものもあれば，経口薬でも比較的吐き気を来しやすいものもあります．
- 感じる吐き気の程度には個人差があることが知られています．例えば，年齢が50歳未満，女性，アルコールをあまり飲まない，乗り物酔いしやすい，女性ではつわりの経験がない，不安が強い，ような方は吐き気を強く感じる傾向にあると報告があります[2]．

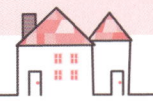

表1 抗がん薬の悪心リスクと用いられる予防的制吐薬

リスク分類	主な抗がん薬	制吐剤					
高度リスク（急性・遅発性とも90％以上）	・シスプラチン ・シクロホスファミド（＞1,500mg/m²） ・ダカルバジン ・ドキソルビシン／エピルビシン＋シクロホスファミド		Day 1 (抗がん薬投与前)	Day 2	Day 3	Day 4	Day 5
		薬D アプレピタント	120mg もしくは ホスアプレピタント 150mg	80mg	80mg		
		5-HT₃拮抗薬	○(主に)				
		薬D デキサメタゾン	9.9mg	8mg	8mg	8mg	(8mg)
中等度リスク（急性が30～90％遅発性も問題になり得る）	・シクロホスファミド（＞1,500mg/m²） ・アムルビシン ・シタラビン（＞200mg/m²） ・イダルビシン ・ダウノルビシン ・イホスファミド ・イリノテカン ・ドキソルビシン ・ネダプラチン ・メトトレキサート（250～1,000mg/m²） ・エピルビシン ・メルファラン（＞50mg/m²） ・オキサリプラチン（＞75mg/m²） ・カルボプラチン		Day 1 (抗がん薬投与前)	Day 2	Day 3	Day 4	Day 5
		薬D アプレピタント					
		5-HT₃拮抗薬	○(主に)	注1			
		薬D デキサメタゾン	9.9mg (6.6mg)	8mg	8mg	(8mg)	
		オプション	Day 1 (抗がん薬投与前)	Day 2	Day 3	Day 4	Day 5
		薬D アプレピタント	120mg	80mg	80mg		
		5-HT₃拮抗薬	○(主に)				
		薬D デキサメタゾン	4.95mg (3.3mg)	(4mg)	(4mg)	(4mg)	

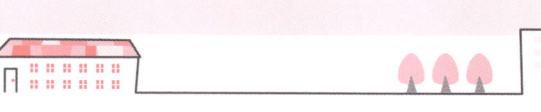

表1 抗がん薬の悪心リスクと用いられる予防的制吐薬（つづき）

リスク分類	主な抗がん薬	制吐剤	Day 1（抗がん薬投与前）	Day 2	Day 3	Day 4	Day 5
軽度リスク（急性が10～30％遅発性は問題とならない）	・パクリタキセル ・フルオロウシル ・ペメトレキセド ・エトポシド ・ゲムシタビン ・シタラビン（100～200mg/m²） ・ドキソルビシン（liposomal） ・ドセタキセル ・マイトマイシンC ・ミトキサントロン ・メトトレキサート（50～250mg/m²）	薬D アプレピタント					
		5-HT₃拮抗薬					
		薬D デキサメタゾン	6.6mg（3.3mg）	＊状況に応じてプロクロルペラジンまたはメトクロプラミドを使用			
最小度リスク（急性が10％未満遅発性は問題とならない）	・セツキシマブ ・トラスツズマブ ・パニツムマブ ・ビノレルビン ・ビンクリスチン ・ビンデシン ・ビンブラスチン ・フルダラビン ・ブレオマイシン ・ベバシズマブ ・ボルテゾミブ ・メトトレキサート（＞50mg/m²） ・リツキシマブ	薬D アプレピタント					
		5-HT₃拮抗薬		＊通常，予防的制吐薬は推奨されない			
		薬D デキサメタゾン					

✻：分子標的薬
注1：デキサメタゾンを積極的に使用できない場合は5-HT₃拮抗薬 2～4日間を追加する

（日本癌治療学会制吐薬ガイドラインを参考に作成）

🌸 抗がん薬以外の薬剤や治療による副作用

- 抗がん薬自体の副作用によるものもあれば、それ以外の原因で生じるものもあります．

  ①医療用麻薬

- 抗がん薬治療に伴う医療用麻薬により悪心が増強することがあります．同時期に薬を用いる際にはその評価を慎重にしなくてはなりません(「痛み」p.118参照)．

  ②その他

- 抗がん薬以外でもがんに対する治療が症状を起こす場合があります．例えば，放射線治療で起こる場合もあります．放射線治療もその部位でリスクが異なります(表2)．抗がん薬と放射線治療を併用する場合はそれぞれ単独に行うよりも強く吐き気がでる可能性があります．
- また抗菌薬をはじめとする他の薬剤でも，まれながら吐き気や食欲低下を来す場合があります．

🌸 がん自体に伴う症状

①電解質異常

- 身体の中のミネラルのバランスが崩れる(高カルシウム血症や低ナトリウム血症など)と吐き気が生じることがあります．

②消化管通過障害

- がんによっては，消化管の通過を障害して，便秘や腸閉塞様の病態から吐き気を来す可能性もあります．

表2　放射線照射部位と悪心リスク

悪心・嘔吐の催吐性リスク分類(頻度)	放射線照射部位
高度(催吐性)リスク(＞90%)	全身照射，全リンパ節照射
中等度(催吐性)リスク(60〜90%)	上腹部，半身照射，上半身照射
軽度(催吐性)リスク(30〜59%)	頭蓋，頭蓋脊髄，頭頸部，胸部下部，骨盤
最小度(催吐性)リスク(＜30%)	頭頸部，四肢，頭蓋，乳房

(日本癌治療学会制吐薬ガイドラインより作成)

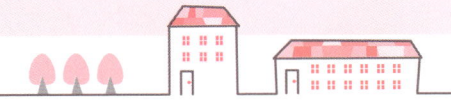

いつごろに起こるか（図1）

- 抗がん薬により起こる吐き気（悪心・嘔吐）は，急性（投与後24時間以内）と，遅発性（投与後24時間以降）に大きく分けられます（図1，2）．
- 急性と遅発性では発症のメカニズムが異なるとされており，一般に治療も異なります．

  ① 投与前から起こり得るもの
- 原疾患によるもの
- 他の合併症による悪心
- 医療用麻薬などの他の薬の副作用
- 予測性の悪心

  ② 投与直後から24時間以内に起こる可能性があるもの
- 抗がん薬による急性期悪心・嘔吐

  ③ 24時間以降，120時間以内に起こる可能性があるもの
- 抗がん薬による遅発性期悪心・嘔吐
- 急性の悪心・嘔吐は判別つけやすいのですが，遅発性の悪心・嘔吐は食欲低下，全身倦怠感，便秘などを伴って起こるのでその対応は複雑です．
- 予測性の悪心は経験（以前受けた化学療法の際に酷い吐き気があった）やにおい，薬の色（ドキソルビシンの赤色など）により引き起こされます．

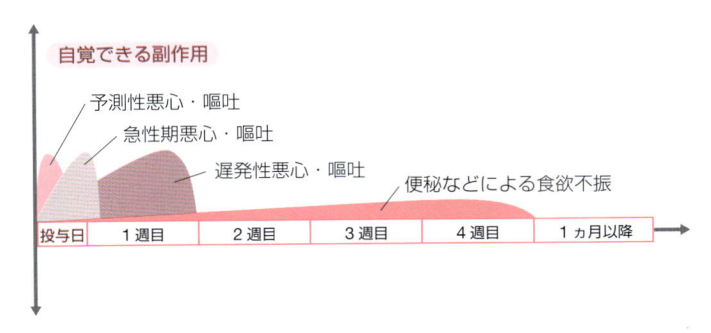

図1 吐き気，食欲不振のみられる時期

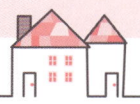

吐き気，食欲不振の程度はどのように分けられているのか

有害事象共通用語基準(CTCAE) ver 4.0 では，悪心・吐き気，食欲不振の程度を表3のように定義しています．医療従事者はこの基準で吐き気・食欲不振の程度を評価します．

表3 CTCAE ver 4.0 による悪心・食欲不振の定義

CTCAE ver 4.0	グレード1	グレード2	グレード3	グレード4	グレード5
悪心	摂食習慣に影響のない食欲低下	顕著な体重減少，脱水または栄養失調を伴わない経口摂取量の減少	カロリーや水分の経口摂取が不十分；経管栄養/TPN/入院を要する	—	—
食欲不振	食生活の変化を伴わない食欲低下	顕著な体重減少や栄養失調を伴わない摂食量の変化；経口栄養剤による補充を要する	顕著な体重減少または栄養失調を伴う（例：カロリーや水分の経口摂取が不十分）；静脈内輸液/経管栄養/TPNを要する	生命を脅かす；緊急処置を要する	死亡

(有害事象共通用語基準 v4.0 日本語訳 JCOG 版より引用)

服薬指導時のアドバイス

吐き気に用いる薬の一般的な使い方

予防的制吐薬

- 抗がん薬の悪心リスクに応じてNK$_1$拮抗薬のアプレピタント（p.25，薬D）や5-HT$_3$拮抗薬（p.25，薬E），ステロイド薬（p.24，薬B）が抗がん薬の点滴時に使われています．ステロイド薬は主にデキサメタゾンを使い，プレドニゾロンを使用することはほとんどありませんし，ガイドラインにも記載はありません．

- 高度から中等度の吐き気リスクのある抗がん薬を使う場合，表1に示すような吐き気止めが化学療法前にすでに病院で使用されています．基本的にガイドラインに沿って薬が使用されますが，患者さん個々の状況に応じて，医師の判断でアプレピタント（p.25，薬D）追加や，ステロイド薬の用量が増減されます．

- 吐き気はないほうが良いというのは正論ですが，アプレピタントの3日間セット薬や，5-HT$_3$拮抗薬の点滴でパロノセトロンという注射薬は非常に高額です．催吐リスクが低い場合は各ガイドラインに従い，患者さんの経済的負担も含めて適切な予防薬を選択します．

- 前回の化学療法中に悪心があり予測性の悪心が懸念される場合，次のコースから抗不安薬を予防的に内服することが推奨されています．

- 非定型抗精神病薬のオランザピンが予防的制吐薬として使えるという報告[3,4]があります．ただ，眠気が高頻度に生じますので転倒転落などの注意喚起が必要です．

- アプレピタント（イメンド®）は，治療のはじめの3日間予防的にのむ薬です．半減期やTmaxを加味すると，1日目は点滴90分前にのまなくてはなりませ

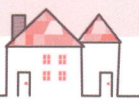

んが，2，3日目は前日服用した時間から1〜2時間遅れても問題なく，午前に服用となっています．のみ忘れても気づいた時点でしっかりのむように指導します．

🌳 起こった吐き気，食欲不振に対する制吐薬

- Rp.1（p.24）のような薬が対症的にもちいられます．はじめは症状があるときに内服しますが，症状が継続する場合は毎食前30分ごとに内服することもあります．
- 遅発性の悪心にはステロイド薬が第一選択とされています．
- 体動時・車酔いがある場合，ジフェンヒドラミン（トラベルミン®）が処方されることがあります（p.25，薬E）．

🌳 その他の注意すべき事項

- 表1にあるように低リスクの化学療法以外では，患者さんは病院で事前に吐き気への予防薬の点滴または内服の処方を受けています．
- 経口抗がん薬をのんでいる患者さんでも吐き気止めが処方されることがありますが，点滴の抗がん薬と併用していることもあり，その対応には注意が必要です．主な経口抗がん薬と注射抗がん薬の組み合わせを表4に示します．シスプラチンを併用するレジメンでは吐き気に注意しなくてはいけません．5-FUの経口薬であるテガフール・ギメラシル・オテラシル配合剤（ティーエスワン®，S-1）もしくはカペシタビン（ゼローダ®）が点滴の抗がん薬とよく併用されています．5-FUの経口抗がん薬が処方されている場合，点滴の抗がん薬の治療を受けているかを確認する必要があります．
- 体動時・車酔いがある場合，ジフェンヒドラミン（トラベルミン®）が処方されることがあります（p.18，薬E）．

表4　経口抗がん薬が併用されるレジメン

レジメン名	薬剤　◯:内服　◯:注射	がん種
SP療法（エスピー）	◯ ティーエスワン® ＋ ◯ シスプラチン	胃がん
XP療法（エックスピー）	◯ ゼローダ® ＋ ◯ シスプラチン	胃がん
XELOX療法（ゼロックス）	◯ ゼローダ® ＋ ◯ エルプラット®	大腸がん，胃がん
HCN＋ラパチニブ	◯ ハーセプチン® ＋ ◯ タイケルブ®	乳がん
GEM＋タルセバ	◯ ジェムザール＋ ◯ タルセバ®	膵がん
SOX療法（ソックス）	◯ ティーエスワン® ＋ ◯ エルプラット®	胃がん

HCN：トラスツズマブ，GEM：ゲムシタビン

吐き気，食欲不振に対する処方例

Rp.1　通常の吐き気止め（以下から選択）

ノバミン®錠5mg　　　1回1錠　1日3回　毎食後［または吐き気がするとき内服（頓服）］
ナウゼリン®錠5mg　　1回1錠　1日3回　毎食後［または吐き気がするとき内服（頓服）］
プリンペラン®錠5mg　1回1錠　1日3回　毎食後［または吐き気がするとき内服（頓服）］

Rp.2　予測性悪心への吐き気止め

ソラナックス®錠0.4mg　1回1錠　1日2回　朝夕食後

Rp.3　制御できない吐き気を抑える場合

ジプレキサ®錠2.5mg　1回1錠　1日2回　朝夕食後

Rp.4　遅発性の悪心に対するデキサメタゾン

デカドロン®錠0.5mg　1回4錠　1日2回　朝昼食後

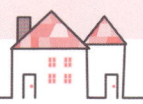

患者さんへの指導ポイント

薬についてのアドバイス(表5)

- 経口抗がん薬を服用中の場合の中止・継続の判断は,医療機関へ問い合わせるように指導しましょう.
- 副作用を注意すべき薬として中枢性D_2遮断薬,ステロイド薬があります.症状を抑える薬としてドパミンD_2受容体遮断薬などが使用されますが,吐き気が強い場合にはその効果は十分ではないことがあります.そのため,悪心・嘔吐があるときには薬の効果を期待するよりも,吐き気が強い時期をどのように過ごすかが重要です.
- 嘔吐により,脱水・電解質異常・食欲低下から栄養低下につながり,緊急入院に至る患者さんも多くいます.
- 吐き気は抗がん薬の主な副作用として知られていますが,吐き気が強い場合,ウイルス性腸炎や食中毒などほかの理由も考慮しなくてはなりません.気づいたことがある場合,または患者さんから相談を受けた場合,すぐに病院へ連絡することが重要です.
- 抗精神病薬(p.25,薬E),抗不安薬(p.25,薬C),ステロイド薬(p.24,薬B)などが使用されることから,患者さんに『怖くて強い薬では?』と不安が生じ,服薬への抵抗感が起こる可能性があります.患者さんへ吐き気止めの服用意義を薬剤師がしっかりと説明することが必要です.

表5 薬のアドバイス

- 吐き気止めは効くまでに30分〜1時間かかるので,効果を焦らない.
- 吐き気止めは食事と関係なくのんでもよい.
- 気持ち悪いのに吐き気止めがない場合は,医療機関へ連絡しましょう.

🌸 薬以外のアドバイス

- 吐き気にはさまざまな原因があります．消化器系のかぜや食中毒で吐き気を起こしている場合もあります．それらが流行している時期にはこれを念頭に対応します．
- 吐き気とともに37.5℃以上の発熱や強い悪寒を感じる場合，重度の感染症の可能性がありますので医療機関へ連絡をするよう説明しましょう．
- 嘔吐した後は脱水や電解質の低下が生じてしまい，ますます体調が悪くなっていきます．水分補給をこまめに行い，食事が摂れない場合は夜間でも医療機関へ連絡をしましょう．病院には当直の医師が必ずいるので，たとえ夜間でも緊急時には連絡しても問題ないことを伝えましょう．患者が自宅で気持ちが悪いのに我慢しないで，医療機関にすぐに連絡・相談するような服薬説明が大切です．
- 食欲低下を感じるときの食事は表6に示すような説明をしましょう．

表6　食欲低下時のアドバイス

- 脱水を避けるために水分をたくさん摂る．
- 嘔吐の後は冷たい水などでうがいすると，さっぱりする．
- お粥など食べやすいものを選んで食べ，食事ができないとき，特に水分も摂れないときは病院に連絡する．
- 食べたいときに少量ずつ食べる（小さいおにぎり，ゼリー，果物など）．
- 気持ち悪いときは無理に食べなくてよい．
- 口当たりの良いやわらかいもの（そうめん，豆腐）を選ぶ．
- においが少ないもの（レモン，ハーブの香りを使う）を選ぶ．
- 温かいものより冷たいものを選ぶ．
- 油っぽいものよりさっぱりしたものを選ぶ．

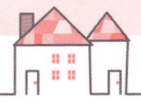

吐き気・食欲不振に用いる薬剤

薬A ドパミン受容体D_2遮断薬（D_2遮断薬）

プロクロルペラジン

ノバミン® 錠5mg/筋注5mg

特徴/注意点
- 中枢性
- 精神科領域の用量は15mg/日以上
- 抗精神病薬であるが，吐き気止めとしての説明が必要🚩
- 悪心のリスクが高い時期を超えて漫然と使用すると，錐体外路障害，アカシジア（ソワソワ感，焦燥感）が生じるので，継続している患者さんでは注意🚩

ハロペリドール GE

セレネース® 錠0.75，1，1.5，3mg/細粒1%/内用液0.2%/注5mg

特徴/注意点
- 中枢性
- 眠気が強いが，効果は大きい
- 錐体外路障害，アカシジア（ソワソワ感，焦燥感）に注意🚩
- 傾眠，昼夜逆転，ふらつき，転倒に要注意🚩

ドンペリドン GE

ナウゼリン® 錠5，10mg/坐薬10，30，60mg/細粒1%/ドライシロップ1%

特徴/注意点
- 末梢性
- 消化管運動改善薬として用いられることがある
- 眠気が少ない

メトクロプラミド GE

プリンペラン® 錠5mg/細粒2%/シロップ0.1%/注10mg

特徴/注意点
- 末梢性
- 眠気が少ない

オランザピン

ジプレキサ® 錠2.5，5，10mg/細粒1%
ジプレキサ® ザイディス® 錠5mg，10mg

特徴/注意点
- 中枢性
- 非定型抗精神病薬
- 国内で有効性が示唆されつつあるが高価
- 糖尿病に禁忌（著しい高血糖の危険性）🚩
- 眠気が強い🚩
- 食欲増進作用あり🚩
- D_2遮断の薬理以外の作用がある

薬B ステロイド薬

デキサメタゾン

デカドロン® 錠0.5，4mg/注1.65，3.3，6.6mg

特徴/注意点
- がんの領域では制吐薬としてメタアナリシス[5, 6]などで効果が検証されている
- 悪心リスクが高い化学療法ではデキサメタゾンの注射が必ず含まれる
- 副作用（感染症，副腎不全，消化器症状，躁うつ症状，むくみ，高血糖など）があるので1週間以上内服しない

- 有害事象があるので漫然と継続しない▶
- 血糖上昇するのでその旨を情報提供▶
- イメンド®と相互作用があるので，併用時には半分量を使用する▶
- ステロイドなので，夜間不眠の原因になる▶
- 吐き気は抑えるが，胃粘膜障害をきたすことがあるので胃粘膜保護薬を併用する▶

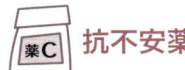

薬C 抗不安薬

アルプラゾラム (GE)
ソラナックス® 錠0.4, 0.8mg

ロラゼパム (GE)
ワイパックス® 錠0.5, 1.0mg

エチゾラム (GE)
デパス® 錠0.5, 1.0mg/細粒1％

特徴/注意点
- 抗不安薬
- ランダム化試験にて予測性嘔吐へ効果[7]
- 抗不安薬ではなく吐き気止めという説明▶
- 眠気▶

薬D NK₁拮抗薬

アプレピタント
イメンド® カプセル80, 125mg/カプセルセット

特徴/注意点
- 化学療法開始から3日間の内服が悪心高リスクに推奨されている
- 急性嘔吐および遅発性嘔吐に有効[8,9]
- 相互作用に注意する▶

※CYP3A4誘導かつ基質：デキサメタゾンのAUCを2倍に上昇するために，アプレピタント使用時にはデキサメタゾンの量を半分にする

※CYP2C9誘導：ワルファリンの血中濃度0.66倍に低下しプロトロンビン時間（PT-INR）が0.86倍に低下したので使用に関しては細心の注意をする．また，フェニトインなどの抗てんかん薬の薬物動態を変化させるので注意する

禁忌薬：
ピモジド（オーラップ®錠1, 3mg/細粒1％）
注意薬：
- イトラコナゾール／エリスロマイシン／クラリスロマイシン／リトナビル／ケトコナゾール
- ジルチアゼム／リファンピシン／カルバマゼピン／フェニトイン／デキサメタゾン／メチルプレドニゾロン
- ミダゾラム／ワルファリン／トルブタミド／フェニトイン／エチニルエストラジオール

（イメンド®添付文書より）

薬E オプション

ジフェンヒドラミン
トラベルミン® 配合錠/注

特徴/注意点
- 乗り物酔い，体動時の嘔気などによく用いることがある
- 眠気▶

ラモセトロン
ナゼア® OD錠0.1mg/注0.3mg

特徴/注意点
- 便秘リスクあり
- 急性悪心への内服5-HT₃拮抗薬▶

吐き気・食欲不振

ファモチジン ⓖⒺ

ガスター® 錠10, 20mg/D錠10, 20mg/散2, 10%/注10, 20mg

特徴/注意点

- H₂遮断薬もしくはプロトンポンプ阻害薬(PPI)の使用はガイドラインでも掲載されている
- 腎機能が悪い場合はPPIを選択してもよい

● プロトンポンプ阻害薬(PPI)

オメプラゾール ⓖⒺ

オメプラール® 錠10, 20mg

ランソプラゾール ⓖⒺ

タケプロン® カプセル/錠/OD錠15, 30mg

ラベプラゾール ⓖⒺ

パリエット® 錠10mg

エメプラゾール

ネキシウム® カプセル10, 20mg

特徴/注意点

- H₂遮断薬もしくはプロトンポンプ阻害薬(PPI)の使用はガイドラインでも掲載されている
- 腎機能が悪い場合はH₂遮断薬で副作用が起こりやすいのでPPIが望ましい

MEMO

2. 発熱※

- 発熱が37.5℃未満 → 経過観察 → 発熱がつらい
- 発熱が37.5℃以上 → 予防的に経口抗菌薬（薬A）を事前にのんでいる
- 経口抗菌薬（薬A）を持っている？
  - いいえ
  - はい → 経口抗菌薬（薬A）を1週間のむ
    - ➡ 状況を伝えるため電話連絡する
    - （シプロキサン®, クラビット®, オーグメンチン®）
    - ☐ 37.5℃以上が3日以上持続
    - ☐ 解熱後に37.5℃以上が再び出現

※感染症を想定した発熱

該当する場合はすぐ連絡を!!

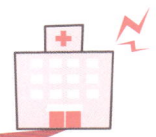

🚩 Red Flag (→ p.32)

- ✓ 患者が「発熱時は必ず病院へ連絡する」と言われている
- ✓ 白血球(好中球)が低いことがわかっている,もしくは低くなる可能性が高いと言われている
- ✓ 抗菌薬をのんでいる最中だが,発熱した
- ✓ 強い悪寒や強いだるさ,めまい,ふらつき,意識がもうろうとしている
- ✓ 発熱に加えて吐き気・嘔吐,下痢があり,水分を摂るのも困難である
- ✓ 発熱に加えて咳や息苦しさもある
- ✓ 発熱に加えて片方の足がむくんでいる,胸が痛い,苦しい
- ✓ インフルエンザ,ノロウイルスなどの感染者が周りにいる

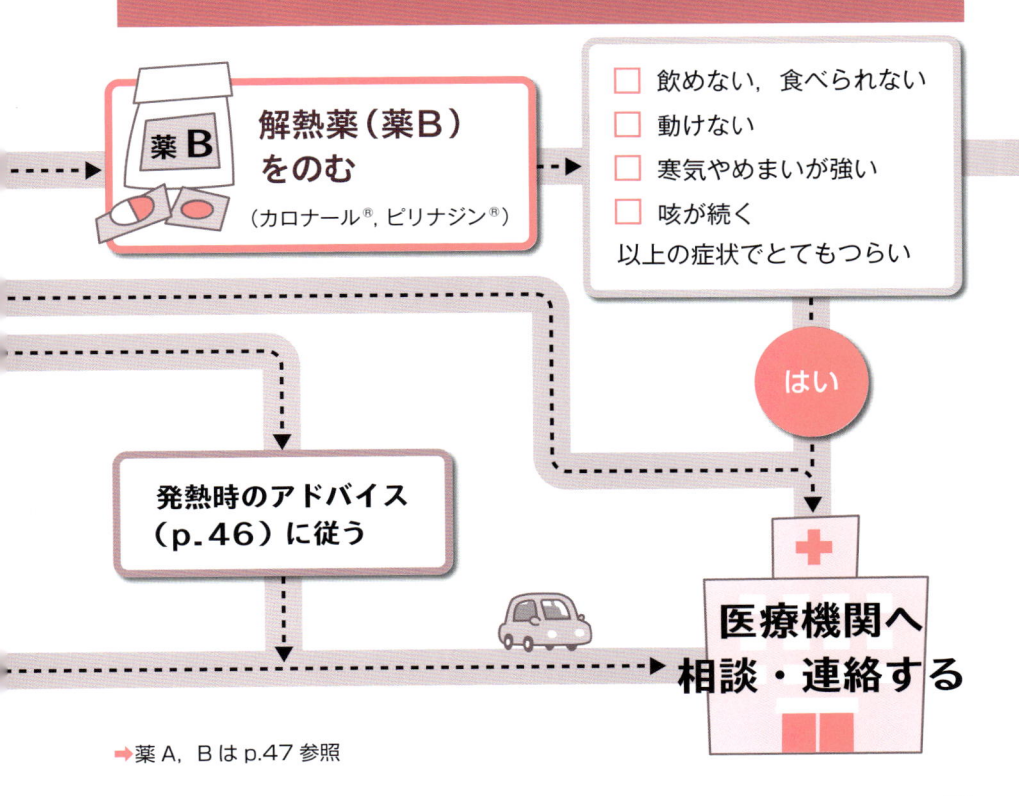

解熱薬(薬B)をのむ
(カロナール®,ピリナジン®)

- ☐ 飲めない,食べられない
- ☐ 動けない
- ☐ 寒気やめまいが強い
- ☐ 咳が続く

以上の症状でとてもつらい

→ はい → **医療機関へ相談・連絡する**

発熱時のアドバイス(p.46)に従う

→ 薬A,Bはp.47参照

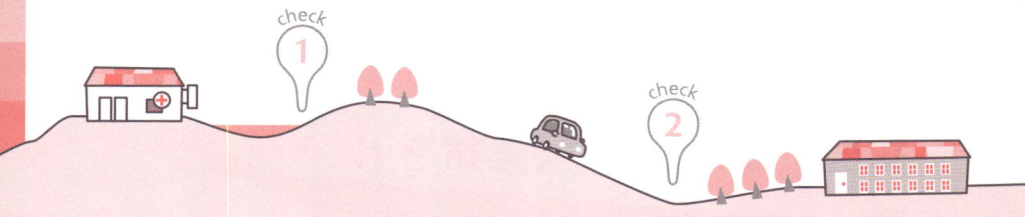

発熱対策

check 1　患者さんと話す際に確認しよう

- 病状・病態の把握（抗がん薬以外の原因の発熱も想定する必要がある）．
- 実施されている治療内容（感染症の危険性を検討する）．
- 併用薬の評価〔発熱性好中球減少症のリスクが高い場合はすでに抗菌薬が用いられている場合がある（予防的抗菌薬 p.42 参照）〕．
- 以前に発熱の既往があるか．

check 2　患者さんに薬の説明をする前に理解すること

- 発熱は，感染症以外でもさまざまな理由で起こることを理解する．
- 早急に介入を要する発熱があることを理解する．
- 原因を検索する上で，発熱にどのような症状が伴うかが重要である．

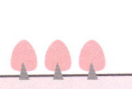

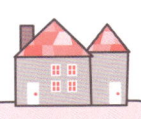

のチェックポイント

check 3 **実際に服薬指導をする際の注意点**

- 発熱が37.5℃以下であっても，随伴する症状が重いときは医療機関へ連絡することが好ましい（対応が遅くなると致命的な転機に至るので早めの相談を意識すること）．
- 発熱が感染症によるものであると考えられる場合，経口抗菌薬を内服することがある（p.47，薬A）．ただし，内服を開始する際などは医療機関へ連絡すること．
- 特に好中球が減少しやすい抗がん薬を投与後10～14日は感染症に注意する．

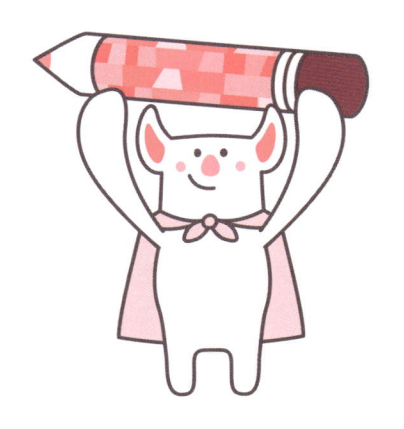

発熱を知ろう！

> どのような「発熱」が怖いのか
> 〜どんなときに病院に連絡すればよいのか〜

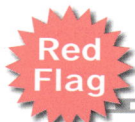

🚩 Red Flag この項目に該当したらすぐ対応!!!

🚩 **患者が「発熱時は必ず病院へ連絡する」と言われている**
- 何らかの危険な状態を医師が想定している可能性があります．

🚩 **白血球（好中球）が低いことがわかっている，もしくは低くなる可能性が高いと言われている**
- 発熱性好中球減少症の可能性があり，迅速な対応が必要です．

🚩 **抗菌薬をのんでいる最中だが，発熱した**
- 現在の抗菌薬が効かない感染症などの可能性があります．

🚩 **強い悪寒や強いだるさ，めまい，ふらつき，意識がもうろうとしている**
- 感染症や脱水，または他の疾患により発熱がある可能性があります．

🚩 **発熱に加えて吐き気・嘔吐，下痢があり，水分を摂るのも困難である**
- 水分や食事が摂れないほどの病態は危険です．治療のための薬剤の内服もできないことが予想されます．

▶ **発熱に加えて咳や息苦しさもある**
- 微熱であっても間質性肺炎の可能性があります．

▶ **発熱に加えて片方の足がむくんでいる，胸が痛い，苦しい**
- 深部静脈血栓症の可能性があります．精密検査が必要です．

▶ **インフルエンザ，ノロウイルスなどの感染者が周りにいる**
- 抗がん薬治療による易感染症が影響している可能性もあります．抗ウイルス薬や点滴を要する場合があります．

＊この他にも，「意識の状態が悪い」や「呼吸が荒い，回数が多い」など，身体の状態が悪い，明らかにいつもと違うと感じられる場合は，医療機関への連絡・受診が適切です．

抗がん薬治療中の"発熱"とは？原因は？

抗がん薬投与に伴う"発熱"

①感染症

- 多くの抗がん薬，特に殺細胞性の抗がん薬における用量規制毒性は白血球減少症をはじめとする骨髄毒性による易感染性によるものです．がん患者の発熱原因として，2/3は感染症によるものとするデータもあります[1]．
- 抗がん薬により治療されている患者さんは白血球が減少しますので，重篤な感染症に至るのを防ぐ目的で発熱時の薬が事前に処方されることがあります（p.42）．なかでも発熱性好中球減少症は，細菌に対して主に感染防御を行う好中球（多核白血球＋桿状白血球）が減少している状況での発熱です．早急な介入が必要であり，注意が必要です．これらの細菌感染症の他にも，抗がん薬治療中はウイルス感染や真菌感染にも注意が必要です．
- 複数の抗がん薬を併用している場合には，重篤な好中球減少が生じやすく，その期間も長くなる傾向があります．

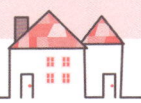

表1　間質性肺炎の頻度が高いとされている抗がん薬

- アフィニトール®（エベロリムス）
- アリムタ®（ペメトレキセド）
- ❦イレッサ®（ゲフィチニブ）
- エルプラット®（オキサリプラチン）
- カルセド®（アムルビシン）
- ジェムザール®（ゲムシタビン）
- ❦スーテント®（スニチニブ）
- ❦タイケルブ®（ラパチニブ）
- タキソール®（パクリタキセル）
- タキソテール®（ドセタキセル）
- ❦タルセバ®（エルロチニブ）
- ❦ネクサバール®（ソラフェニブ）

❦：分子標的薬

②抗がん薬による間質性肺炎

- 初期症状は37℃程度の微熱，息苦しさ，空咳とされています．
- 表1に示したように，間質性肺炎を起こしやすい薬は知られています．もちろん，間質性肺炎は抗菌薬で治すことができず，原則としてステロイド薬などの治療が必要になります．
- 37.5℃以上の発熱でなくとも，37℃程度の微熱で呼吸がしにくい，咳の増加などを訴えた場合，医師に確認をとる必要があります（表1）．

③抗がん薬（分子標的薬）によるインフュージョンリアクション

- インフュージョンリアクションを起こしやすい抗がん薬はある程度知られています（表2）．
- インフュージョンリアクションは，発汗，息苦しさ，頻脈など，さまざまな症状とともに発熱を来します．一般的なアレルギーでは，原則として発熱を生じないので，重要な鑑別点になります．
- このような急な症状は投与時に起こることが多く，抗アレルギー薬やステロイド薬で治療をします．しかし，外来化学療法後に自宅で起こることがあります．その場合，苦しくないけれど発熱があるという症状が起こり得ます．病院では薬剤師や看護師が「発熱時には相談するように」と説明していることが多くあります．

④抗がん薬による薬剤熱

- 表2に示すように，ゲムシタビンやブレオマイシンの薬剤熱などが知られています．

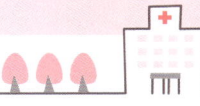

表2　薬剤熱やインフュージョンリアクションを来しやすい抗がん薬

原　因	薬剤名
薬剤熱	● ゲムシタビン（ジェムザール®） ● ブレオマイシン（ブレオ®） ● インターフェロン（スミフェロン®，フエロン®） ● ダウノルビシン（ダウノマイシン®） ● シスプラチン（ランダ®）
インフュージョン リアクション	🌱 リツキシマブ（リツキサン®） 🌱 トラスツズマブ（ハーセプチン®） 🌱 ベバシズマブ（アバスチン®） 🌱 セツキシマブ（アービタックス®）

🌱：分子標的薬

- 感染症などの治療を要する"発熱"とは異なり，一般に発熱のみで全身状態が良好であることが多いです．

⑤抗がん薬で腫瘍がたくさん壊れるとき（腫瘍崩壊症候群）
- 腫瘍が大きい場合，抗がん薬治療により発熱が起こることがあります．
- リンパ腫などの初回治療で生じることが多く，通常は入院でがん化学療法を実施しますので，保険薬局に来局する機会は限られているでしょう．

🌸 抗がん薬以外の薬剤による副作用
- 治療を進めていくうえで頻用する薬剤の副作用としても発熱が生じることがあります．

①薬剤投与に伴う発熱
- いずれの薬剤も薬剤熱が生じる可能性がありますが，表3に示す薬剤は薬剤熱を比較的起こしやすいとされています．

②輸血
- 特に抗がん薬治療や放射線治療を行っている患者さんは貧血になりやすく，輸血を行うことがあります．輸血に伴い，発熱を認めることがあります．
- この他，まれながら輸血製剤の細菌感染症や輸血関連急性肺障害（transfusion-related acute lung injury；TRALI）と呼ばれる病態でも輸血後に発熱や悪寒などを生じます．

表3 薬剤熱を起こしやすい薬剤

薬剤の種類	代表的な薬剤名
抗菌薬	● ペニシリン系抗菌薬 ● セファロスポリン抗菌薬 ● サルファ剤 ● アムホテリシンB　など
循環器系薬	● キニジン ● プロカインアミド ● メチルドパ ● サイアザイド系利尿薬，ループ利尿薬
抗けいれん薬	● フェニトイン ● バルビツレート ● カルバマゼピン
抗コリン薬	● 硫酸アトロピン　など
ビスホスホネート系薬	● ゾレドロン酸，他に骨粗鬆症治療薬としてアレンドロン酸，パミドロン酸，エチドロン酸など
G-CSF製剤	● グラン®，ノイトロジン®，ノイアップ®　など
インターフェロン製剤	● スミフェロン®，オーアイエフ®，イントロン®A　など
向精神薬	● イミプラミン，クロルプロマジン　など

🌳 がん自体に伴う症状

① 腫瘍熱

- がんそのものによって引き起こされる発熱を腫瘍熱と呼びます．
- メカニズムとして，患者自身のマクロファージや腫瘍細胞から産生されるサイトカインなどに起因し視床下部の体温中枢のセットポイントの上昇などが提唱されています．
- 腫瘍熱を来しやすい腫瘍としては，悪性リンパ腫や腎細胞がんが代表的です．
- この他，広範囲の肝転移など，腫瘍熱を来しやすい病状もあります[2]．

② 血栓症

- がんにより血液が過凝固状態となることがあります．その場合，深部静脈血

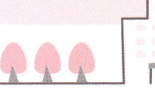

栓症（肺塞栓症や腎梗塞など）などの血栓性疾患を生じることがあり，その一症状として発熱を認めることがあります．
- 片方の足がむくんでいる，胸が苦しいなどの症状を伴う場合に疑います．
- 特に血栓形成を有害事象に含むベバシズマブ（アバスチン®）などで治療を行っている方では注意が必要です．

③代謝・ホルモンの異常
- 褐色細胞腫からのサイトカイン分泌や，抗がん薬治療などに伴う甲状腺機能亢進症，ステロイド薬の長期投与による副腎機能低下などのホルモンの異常が原因で発熱を認めることがあります．

いつごろに起こるか(図1)

①投与直後から数日で起こる可能性があるもの
- 過敏症
- インフュージョンリアクション
- 腫瘍崩壊に伴う発熱
- 輸血に伴う発熱

②投与後10日～2週間程度の期間に起こるもの
- 感染に伴う発熱（発熱性好中球減少症）
一般的に好中球が減少するピークは抗がん薬治療から7～14日とされています．抗がん薬によってこの時期は前後します．
- 薬剤熱（ただし，投与翌日などに生じる場合もある）

③特定の発症期間がないもの
- 血栓症
- 間質性肺炎
- 腫瘍熱
- 血栓症
- 代謝・ホルモンの異常に伴う発熱

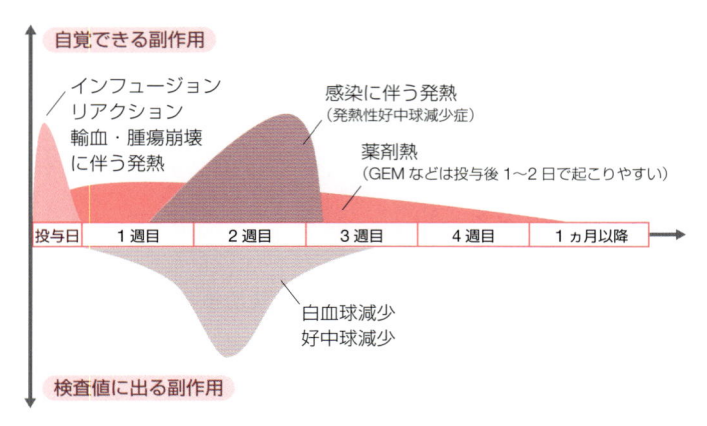

図1　発熱のみられる時期
GEM：ゲムシタビン　＊白血球減少があると感染にかかりやすい

発熱の程度はどのように分けられているのか

　有害事象共通用語基準（CTCAE）ver4.0では，発熱他，関連して重要な白血球減少，好中球減少などの程度を**表4**のように定義しています．医療従事者はこの基準で発熱の程度を評価します．

　また，なかでも注意すべき発熱性好中球減少については，以下のようなリスクスコア（**表5**）[3]も提唱されており，治療方針を決定するうえでも参考となります．

表4 CTCAE ver 4による発熱等の定義

CTCAE v4.0	グレード1	グレード2	グレード3	グレード4	グレード5
発　熱	38.0-39.0℃ (100.4-102.2°F)	>39.0-40.0℃ (102.3-104.0°F)	>40.0℃ (>104.0°F)が≦24時間継続	>40.0℃ (>104.0°F)が>24時間継続	死　亡
白血球減少	<施設基準値下限～3,000/μL	<3,000～2,000/μL	<2,000～1,000/μL	<1,000/μL	定義なし
好中球数減少	<施設基準値下限～1,500/μL	<1,500～1,000/μL	<1,000～500/μL	<500/μL	定義なし
発熱性好中球減少症	定義なし	定義なし	好中球が1,000/μL未満で，かつ，1回でも38.3℃以上の発熱がある．もしくは1時間以上をこえて持続する38℃の発熱	生命を脅かす：緊急処置を要する	死　亡

（有害事象共通用語基準Ｖ4.0 日本語訳ＪＣＯＧ版より引用）

表5 発熱性好中球減少症のリスクスコア表

危険因子		ポイント
症状（いずれか1つ選ぶ）	症状なし	5
	軽度の症状	5
	中等度の症状	3
低血圧なし		5
慢性閉塞性肺疾患なし		4
固形腫瘍または真菌感染症の既往なし		4
脱水なし		3
外来時の発熱		3
60歳未満（16歳以下には適用なし）		2

合計21ポイント以上で低リスクとする
20ポイント以下で高リスクとする

（文献3）より改変）

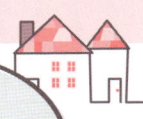

服薬指導時のアドバイス

一般的事項の確認

抗がん薬治療中の発熱

- 「感染症に対して適切な抗菌薬治療」など，発熱の原因によって治療内容は異なります（表6）．ここでは，頻度が高く，保険薬局を受診することが多いと予想される，"感染症に対する治療"について触れます．
- 抗がん薬による治療中，感染症による発熱を来した場合に用いる経口内服薬は，大きく分けて，経口抗菌薬（p.47，薬A）と，発熱の症状を抑える解熱薬（p.47，薬B）があります．抗菌薬は日米のガイドライン[4,5]で推奨されているものです．

表6 抗がん薬治療中の"発熱"に対する代表的な治療方法

発熱の原因	代表的な治療法
感染症	抗菌薬，処置（膿瘍ドレナージなど），G-CSF製剤，輸液，昇圧剤など
間質性肺炎	原因薬剤の中止，ステロイド薬など
インフュージョンリアクション	原因薬剤の中止，解熱剤，酸素療法，ステロイド薬など
薬剤熱	原因薬剤の中止，解熱薬
腫瘍崩壊症候群	輸液，尿酸生成阻害薬，尿酸分解酵素製剤など
腫瘍熱	解熱薬，ステロイド薬など
血栓症	抗凝固療法など
輸血に伴う発熱	輸血の中止，輸液，その他（ステロイド，抗菌薬など原因による）
代謝・ホルモン異常	解熱薬，薬剤によるホルモンの調節など

🌸 感染症による発熱に対して保険薬局に処方される薬は？

- 近年，抗がん薬治療のための入院期間は短くなっており，1週間から10日程度で退院する場合が多くなっています．また，3週間〜1ヵ月おきに行う外来の抗がん薬の治療も増えています．そのため，抗がん薬投与から2週間付近に起こると想定される好中球減少症と，それに伴う発熱時の対策として，経口抗菌薬と解熱薬が事前に処方されることもあります．
- 処方される経口抗菌薬は，以下のように，発熱性好中球減少症も想定したものが多いかもしれません．また，感染症のリスクが高いことがわかっている治療に対して，発熱がなくても抗菌薬を内服するような処方（予防的抗菌薬）もあります．

🌸 低リスクの発熱性好中球減少症に対する経口抗菌薬

- 発熱性好中球減少症は，発症した病態とその経過による治療がIDSAのガイドライン[4]で示されています．このガイドラインではMASCCスコア[3]と呼ばれるスコアリングを用いて，発症した発熱性好中球減少症のリスク判定をしています（p.39，表5）．この表で高リスクに該当する患者さんの発熱は経口抗菌薬では治療が推奨されていませんので，原則として経口抗菌薬による治療は勧められません（図2）[6]．
- 一般的に保険薬局で応需する院外処方の経口抗菌薬は，このスコア表（表5）で低リスクと分類され，PS（全身状態）がよい患者さんに適応となります．
- 具体的な経口抗菌薬（p.47，薬A）としては，ガイドラインで推奨されている経口キノロン薬のシプロフロキサシン（シプロキサン®），そして，アンピシリン／クラブラン酸（オーグメンチン®）が合わせて処方されることが多いと思われます．もしくは，1日1回の内服のレボフロキサシン（クラビット®）も処方されることがあります．

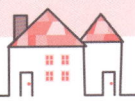

〈低リスク群に分類される発熱性好中球減少患者〉
- 単独で入院治療を要するような急性の依存症がない
- 重篤な好中球減少（≦100/μL）期間が短い（＜7日間）と予想される
- performance status がよい（ECOG 0〜1）
- 院外での発熱である
- 肝障害や腎障害がない

もしくは
- MASCC Risk Index*が21点以上である（**表5**）

↓

〈外来での内服加療が検討できる状況〉
- 在宅治療に同意している
- 電話連絡が可能
- 終日世話をする人がいる
- 1時間以内に来院できる
- 悪心・嘔吐がなく薬剤の経口投与が可能

図2 外来治療が検討できる発熱性好中球減少症の例

（文献6）より作成）

すでに病院で抗菌薬の予防内服がされている場合がある？（予防的抗菌薬投与）

- 白血球をゼロにすることを想定した血液がんなどに対する強力な抗がん薬治療中や，固形がんでも殺細胞性の抗がん薬を複数使うような治療，以前の抗がん薬治療中に発熱性好中球減少症を繰り返しているような患者さんでは，感染症を示唆する発熱がなくても予防的に抗菌薬や抗真菌薬が使用されることがあります．

- 予防投与しているにもかかわらず37.5℃以上の発熱を来す病態はリスクの高い発熱性好中球減少症，もしくは他の病態が考えられます．そのために筆者らは，「37.5℃以上の発熱時にはすぐに病院へ連絡してください」と患者さんに説明しています．

発熱に対する処方例

- Red Flag（p.32）に該当しない場合の，対症療法的な内服薬の使用例を紹介します．
- 発熱への抗菌薬はあくまで経験的に処方されているだけで，特定された細菌への治療ではありません．改善がない場合やRed Flagに該当する症状が出現した場合は医療機関への相談が必要です．

Rp.1 感染症による発熱を想定した抗菌薬の処方例

シプロフロキサシン錠200mg	1回2〜3錠	1日3回
または		
クラビット®錠500mg	1回1錠	1日1回
オーグメンチン®錠250mg	1回2錠	1日3回

＊37.5℃以上の発熱時に開始
＊のみ始めたら1週間継続する（解熱しても薬を中止せずにのみ切る）

患者さんへの指導ポイント

🌸 薬についてのアドバイス

①経口抗菌薬ののみ方は？

- 一般に処方せんには「37.5℃以上の発熱時に開始してください」と記載されていることが多いです．しかし，発熱の病態は複雑ですので，その患者さんに合わせた特別な医師の指示があるかどうかを確認することが重要です（p.41参照）．
- 抗菌薬はのみ始めた後は解熱して37.5℃以下となっても医師の指示がある期間は継続内服してのみ切ることが重要です．ただし，2〜3日経過しても37.5℃以下に解熱しない場合は，他の原因もしくは抗菌薬が不適切な可能性があるので再度医師に連絡することを指示します．

②経口抗菌薬を内服するうえで理解すべきこと

- 経口抗菌薬で治療を行うエビデンスは，低リスクの発熱性好中球減少症が重

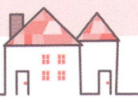

症感染症に至る確率が5％未満であること，経口抗菌薬で95％程度が治療で来すことが挙げられます[7]．しかし，自宅における37.5℃以上の発熱は，採血や精査をしてないので，患者さんの病態が低リスクの発熱性好中球減少症であるか明らかではありません．そのため，発熱以外でも他の症状がないか必ず確認する必要があります．例えば，**Red Flag**に該当する場合は，発熱が37.5℃に達していなくても重篤な病態が隠れている可能性があります．このような場合は経口抗菌薬の内服を開始するだけでよいのか，むしろ病院を受診するのかなどについて医療機関と連携をとることが大切です．

③経口抗菌薬内服時の注意点

- くすりの適正使用協議会による「くすりの服用に関する実態調査」によると，処方薬を途中で中止する頻度は7割と高率く，その理由として「回復したと自己判断してやめた」のように"症状改善による自己判断"によるものが8割と多いようです．筆者らの施設での調査[8]でも，患者さんは抗がん薬治療による発熱時に経口抗菌薬を開始することはできるのですが，①解熱後にすぐにのむのをやめてしまう，もしくは②指示を受けた体温に至らないが怖くてのみ始めてしまう，の2点が多い結果でした．

- 発熱による緊急入院は，患者さんが症状を我慢して病態を悪化させるのが主な原因です．服薬指導の際には処方された経口抗菌薬を確実に内服することはもちろん，発熱時に病院に密に電話連絡を行い，受診するべきかを医師に確認することが重要です．

- 保険薬局では，発熱時に関する処方せんを受けた場合，「内服を開始する際には，医療機関へ必ず連絡したうえで開始すること」「解熱したとしても，処方された抗菌薬を指示された期間しっかり内服すること」「症状の悪化した場合も医療機関への連絡が必要であること」などの注意喚起が必要です．

④経口抗菌薬と相互作用のある薬は？

- 経口抗菌薬（p.47，**薬A**）を患者さんが内服する場合，相互作用のある薬とののみ合わせに注意しなくてはなりません．例えば，抗がん薬による治療中に便秘の症状がよく起こりますが，緩下薬であるマグネシウム製剤は，経口抗菌薬（p.47，**薬A**）と内服することでキレートを形成してしまうので効果が著

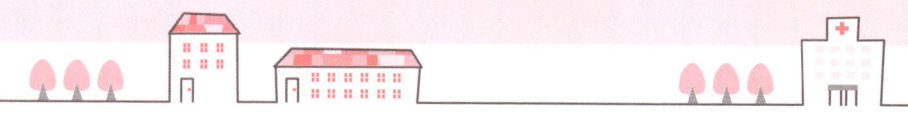

しく低下します．したがって，併用する際は2時間程度あけて内服することを説明します．マグネシウムなどを含む緩下薬をのんでいる患者さん，もしくは鉄剤などのサプリメントを摂取している患者さんは図3のような内服方法を説明します．

- その他に，ニューキノロン系抗菌薬とNSAIDsを併用するとけいれんが起こる可能性があることが知られています．また，経口抗がん薬を服用中に発熱を来すこともあり得ます．この場合の中止・継続の判断は，医療機関へ問い合わせるように指導します．

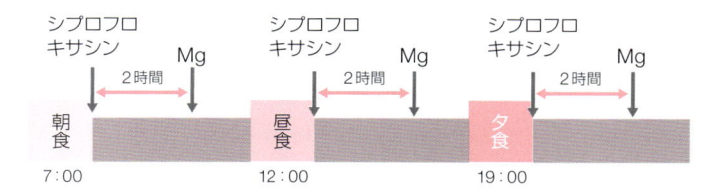

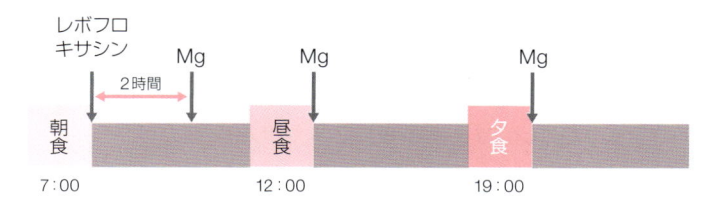

図3 マグネシウム製剤を緩下薬としてのんでいる場合の経口抗菌薬(p.47，薬A)の服薬スケジュール例

🌳 薬以外のアドバイス

- 体温を1日3回程度はかり，変化をみる．
- 氷枕などを活用する．
- 脱水を避けるために水分をたくさん摂る．
- 食欲がなくてもお粥など食べやすいものを摂る．
- まったく食事や水分が摂れないとき，薬を内服できないときは病院に連絡する．
- 抗菌薬を服用した場合，2～3日間で解熱しない場合，新たに症状が出現したときやもともとある症状でも悪化した場合は病院に連絡する．
- できる限り一人でいる時間を短くする．体調の変化があった際に，すぐに医療機関への連絡や受診ができる体制をつくるようにする．

MEMO　発熱性好中球減少症とは？

　抗がん薬の治療により起こった好中球減少症がグレード3以上（好中球数が1,000/μL未満）の状態で1回でも38.3℃以上の発熱がある，もしくは1時間以上を超えて持続する38℃の発熱した病態を発熱性好中球減少症とCTCAE ver 4.0）で定義されています．米国感染症学会（IDSA）のガイドライン[4]に準じた日本のガイドライン[5]では「1回の検温で腋窩温37.5℃以上または口腔内温38.0℃以上の発熱があり，好中球数が1,000/μL未満で500/μL未満になることが予想される場合」と定義されています．熱がない状態をafebrile，熱がある状態をfebrileといい，好中球減少症をneutropeniaと呼びますので，発熱性好中球減少症（febrile neutropenia）は略してFNと呼ばれます．以前は38℃の腋下体温を基準としてきましたが，最近は海外のガイドラインに準じて37.5℃の体温を日本臨床腫瘍学会ガイドラインも基準としています．

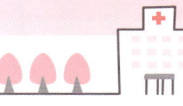

発熱時に用いる薬剤

薬A 経口抗菌薬

シプロフロキサシン ⓖⓔ
シプロキサン® 錠100，200mg

レボフロキサシン
クラビット® 錠250，500mg/
細粒10%

特徴/注意点
- 経口ニューキノロン薬
- シプロフロキサシンは1日3回内服だが，レボフロキサシンは1日1回内服なのでアドヒアランス良好
- 低リスクの発熱性好中球減少症に対する第1選択
- 服用開始した場合，解熱後も内服し，のみきるように説明
- マグネシウムなどを含有している便秘薬との併用時には2時間あける
- 服用開始後，3日経過しても解熱しない場合，医療機関へ連絡するよう説明
- 国際的なガイドラインではシプロフロキサシンが推奨されている

アモキシシリン/クラブラン酸
オーグメンチン® 配合錠125SS，250RS

特徴/注意点
- ペニシリン系+βラクタム阻害薬
- シプロフロキサシンに追加して使用する
- 低リスクの発熱性好中球減少症の経験的治療目的
- 服用開始した場合，解熱後も内服し，のみきるように説明
- 服用開始後，3日経過しても解熱しない場合，医療機関へ連絡するよう説明
- 吸湿性があるので注意

薬B 解熱薬

アセトアミノフェン ⓖⓔ
カロナール® 錠200，500mg/
細粒20，50%
ピリナジン® 末

特徴/注意点
- 解熱鎮痛薬
- 発熱性好中球減少症の治療ではなく，解熱目的
- 発熱の症状がつらいときに内服する
- 鎮痛目的でも使用できる

3. 下痢
通常よりも1日4回以上の排便回数の増加

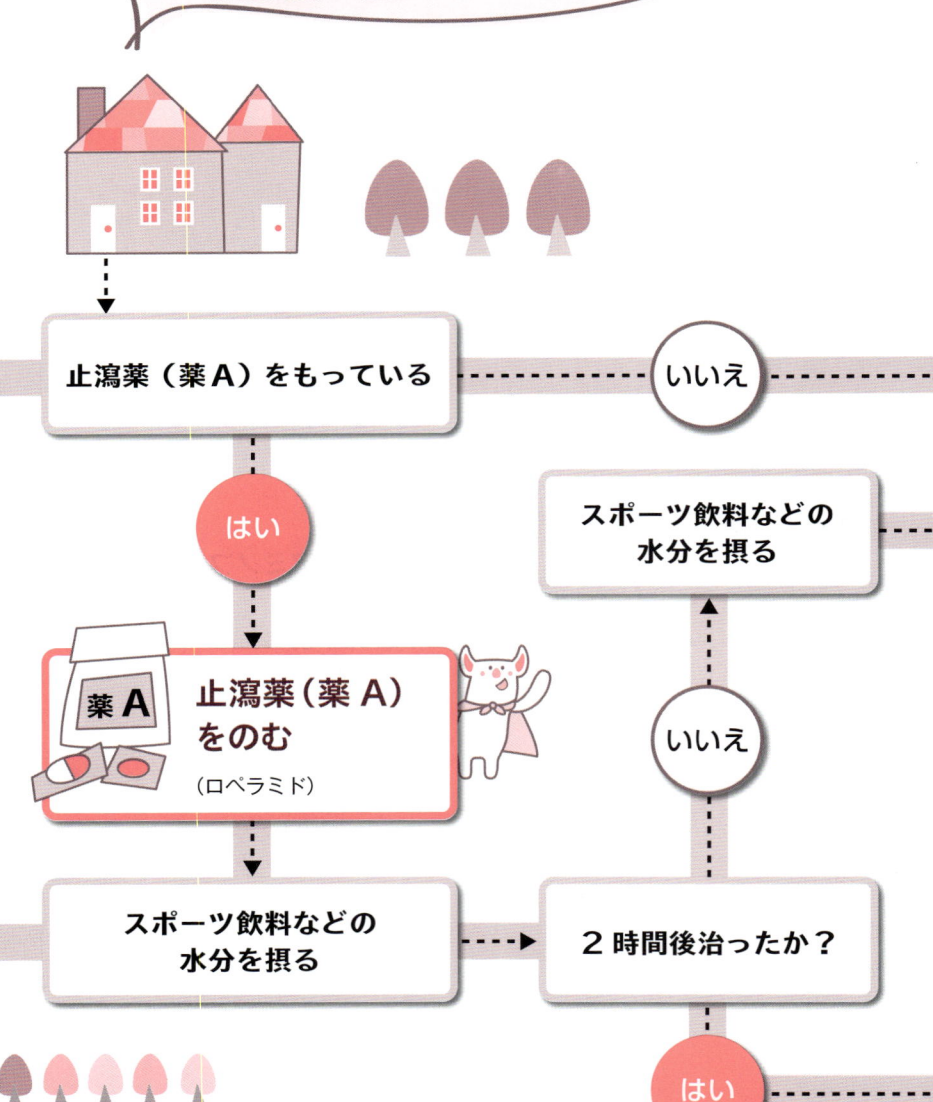

- 止瀉薬（薬A）をもっている
  - いいえ → スポーツ飲料などの水分を摂る
  - はい → 止瀉薬（薬A）をのむ（ロペラミド） → スポーツ飲料などの水分を摂る → 2時間後治ったか？
    - はい
    - いいえ → スポーツ飲料などの水分を摂る

➡薬Aはp.59参照

該当する場合はすぐ連絡を!!

🚩 Red Flag (→ p.52)

- ✓ 下痢に加えて，経口摂取が困難である
- ✓ 下痢便が白っぽい，右上腹部あたりが痛い，突っ張る
- ✓ 下痢に加えて発熱や悪寒，腹痛などがある
- ✓ 下痢に血が混じっている，色が黒い
- ✓ 抗菌薬を長く内服している

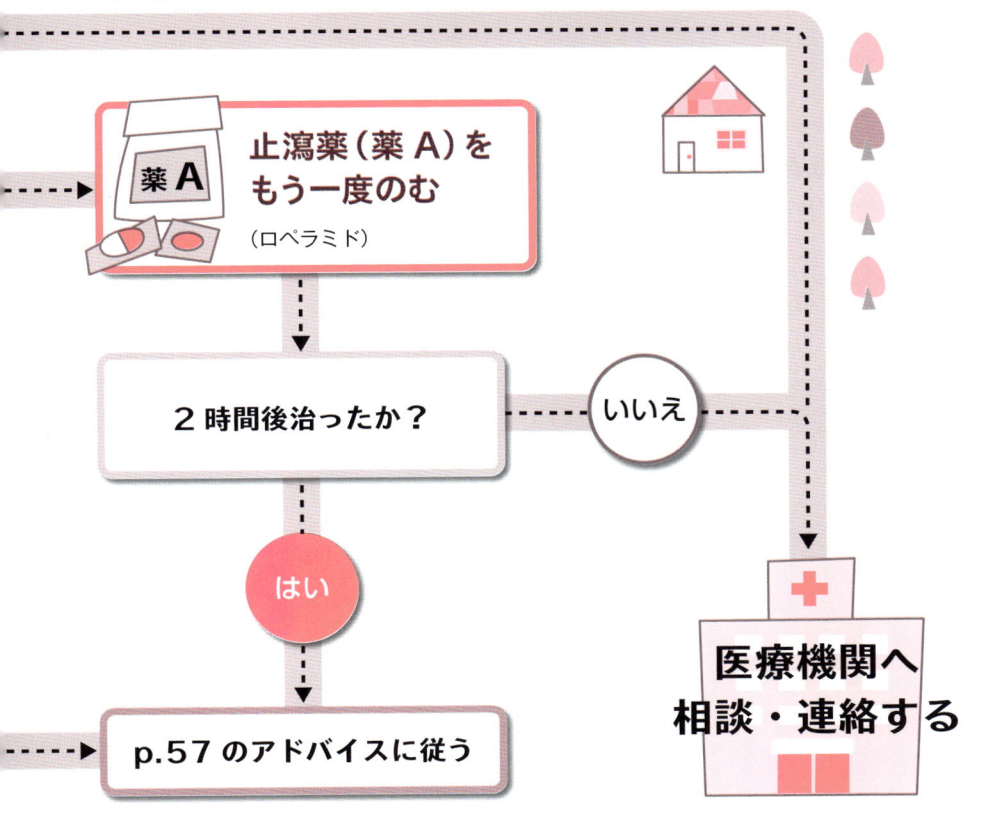

止瀉薬（薬A）をもう一度のむ
（ロペラミド）

↓

2時間後治ったか？

- はい → p.57のアドバイスに従う
- いいえ → 医療機関へ相談・連絡する

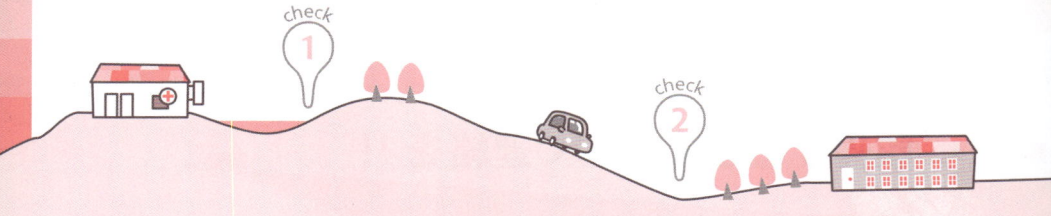

下痢対策

check 1 　患者さんと話す際に確認しよう

- 病状・病態の把握（例：抗菌薬を使用されているか，経腸栄養剤を使用しているかなど）
- 実施されている治療内容（例：使用されている抗がん薬の把握）
- 内服薬の把握（例：便秘に対する薬の使用状況など）
- 既往歴の把握（例：広範囲の腸切除を行うと下痢を生じやすいなど）

check 2 　患者さんに薬の説明をする前に理解すること

- 抗がん薬の治療中には多くの理由で下痢の状態になりやすいことを理解する．
- 特に下痢を来しやすい抗がん薬を把握しておく．
- 下痢の性状や程度，随伴する症状などから，ある程度原因を予想することができる．

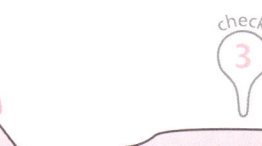

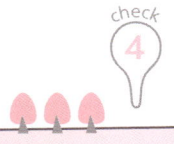

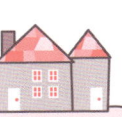

のチェックポイント

check 3　**実際に説明する際の注意点**

- 単純な「下痢」であるのか，それ以外の病態がないのか（すぐに医療機関の受診をする必要がないか）を意識して対応する（**Red Flag**参照）．
- 常に下痢止め（止瀉薬）を用いるとは限らないことを伝える．
- 経口での水分摂取など，失われた水分を補うことが必要であることを説明する．
- 下痢の原因と考えられる経口抗がん薬を内服している場合は，医療機関と中止についての相談をする必要がある．

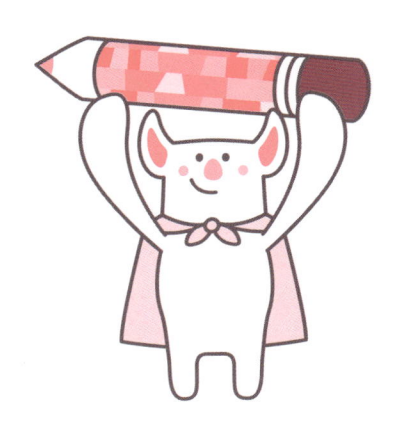

下痢を知ろう！

> どのような「下痢」が怖いのか
> 〜どんなときに病院に連絡すればよいのか〜

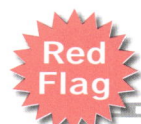

🚩 **Red Flag** この項目に該当したらすぐ対応!!!

🚩 **下痢とともに，経口摂取が困難である**
- 重度の脱水や体内の電解質（ミネラル）異常などが懸念されます．経口摂取ができない原因を検索する必要もあります．

🚩 **下痢便が白っぽい，右上腹部あたりが痛い，突っ張る**
- 何らかの理由で胆汁の流出が障害されている可能性があります．ドレナージなどの介入が必要な可能性があります．

🚩 **下痢とともに発熱や悪寒，腹痛などがある**
- 障害された消化管の粘膜からの細菌などの感染が懸念されます．

🚩 **下痢に血が混じっている，色が黒い**
- 障害された消化管粘膜からの出血が懸念されます．

🚩 **抗菌薬を長く内服している**
- 抗菌薬の影響で，腸管内細菌叢のバランスが崩れている可能性があります．

＊この他にも，「意識の状態が悪い」や「呼吸が荒い，回数が多い」など，身体の状態が悪い，明らかにいつもと違う，と感じられる場合は，医療機関への連絡・受診が適切です．

抗がん薬治療中の"下痢"とは？原因は？

抗がん薬自身による"下痢"

- 機序として，腸管内の副交感神経が刺激されて起こる場合（コリン作動性）と，腸管内の粘膜が損傷を受けて生じる場合の大きく2つに分かれます（表1）．一般にコリン作動性は急性の下痢（24時間未満），腸管粘膜障害性は遅発性の下痢（24時間以後）に対応します．
- コリン作動性下痢[1]とは涙，汗，鼻水などの分泌や腸管の運動に働く体の中の受容体（コリン受容体）を介した機序で起こります．イリノテカンを投与中に鼻水などが止まらない症状が起こることがありますが，このような場合に下痢傾向に陥ることがあります．重篤にはなりづらいですが，不快な症状です．
- 一般に"経口"抗がん薬でより起こりやすいとされています．
- 抗がん薬以外でもがんに対する治療が下痢を起こす場合があります．例えば，放射線治療では，放射線が正常な小腸や大腸にも照射されるような場合，腸の粘膜が障害されて下痢を生じることがあります．
- この他，抗がん薬投与を実施することで，骨髄機能低下が生じ，腸管粘膜障害と相まって腸内細菌による2次的な感染が生じることもあります．

抗がん薬以外の薬剤による副作用

- 治療を進めていくうえで頻用する薬剤の副作用としても，下痢が生じることがあります．

表1 下痢を起こしやすい抗がん薬

機　序	代表的な抗がん薬名
コリン作動性	イリノテカン
腸管粘膜障害性	5-FU S-1（ティーエスワン®） カペシタビン（ゼローダ®） ゲフィチニブ（イレッサ®） エルロチニブ（タルセバ®） アファチニブ（ジオトリフ®） シタラビン（キロサイド®）

下痢 53

①抗菌薬（抗菌薬起因性下痢症）
- 抗がん薬治療中は，骨髄機能の低下から感染症を発症する場合が少なくありません．これに伴い抗菌薬の投与が行われることがあります．
- 抗菌薬投与により，腸内細菌叢のバランスが崩れ，クロストリジウム腸炎に代表される抗菌薬起因性の下痢を認めることがあります．このような場合にはバンコマイシンの内服などが必要です．

②経腸栄養剤
- 経口摂取が困難な場合に，経鼻胃管や胃瘻などからの経腸栄養が行われることがあります．この場合，長く経口摂取が中断していた状況で急に経腸栄養を再開したり，急速に注入したりすると，浸透圧の問題などで下痢を生じることがあります．

③制吐薬
- プリンペラン®やナウゼリン®などの制吐作用は腸管運動を亢進させることで得られます．このため副作用としての下痢が生じることがあります．

④制酸薬（プロトンポンプ阻害薬），ミソプロストールなど
- 抗がん薬治療中は，消化管へのストレスを懸念して，制酸薬が用いられることがありますが，これらの薬剤が下痢の原因となってしまう場合もあります．

⑤NSAIDs
- がん性疼痛に用いられるNSAIDsも腸管粘膜障害からの下痢を生じることがあります．

🌸 がん自体に伴う症状

①胆汁酸の分泌障害
- 肝臓でつくられ，腸管に分泌されて消化に働く胆汁が不足すると下痢を生じることがあります．これは，胆汁内の胆汁酸が脂肪の分解に関与するためとされています．
- 一般に白色便がみられます．
- がん自体により胆汁の流れが障害された場合などに起こることがあります．

②ホルモン産生腫瘍
- まれながら，下痢を起こすホルモンを産生するがんが存在します．

③その他
- がん自体で腸の通りが物理的に障害された場合などでは，通常通過できない便が停滞します（宿便）．この際，狭窄部位での腸管からの分泌液が亢進する場合があります．また少しずつしか便が通過できず，結果的に頻回の排便を要することから，患者さんが下痢の症状を訴えることがあります（逆説的な下痢）．
- がんを切除するために広範囲に腸管を切除した場合など，水分の吸収を行う腸管が極端に短い場合には，下痢が生じることがあります．

いつごろに起こるか（図1）

①投与中・投与直後
- コリン作動性の下痢

②投与1〜2週間後
- 腸管粘膜が障害されることで生じる下痢は，投与後1〜2週間前後に起こる傾向にあります．

自覚できる副作用

コリン作動薬による下痢　　腸管の粘膜障害による下痢

投与日　1週目　2週目　3週目　4週目　1ヵ月以降

白血球減少＊，好中球減少＊

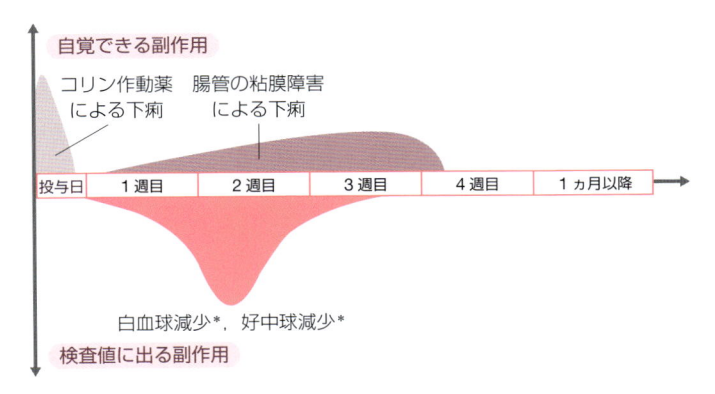

検査値に出る副作用

図1　下痢のみられる時期
＊白血球減少や好中球減少期には，障害された腸管粘膜からの2次的な感染症にも注意が必要です．

下痢の程度はどのように分けられているのか

　有害事象共通用語基準（CTCAE）ver 4.0では，下痢の程度を**表2**のように定義しています．医療従事者はこの基準で下痢の程度を評価します．
　表2にあるように，まずは治療前の排便状況（ベースライン）を把握しておくことが大切です．

表2　CTCAE ver 4.0による下痢の定義

CTCAE ver 4.0	グレード1	グレード2	グレード3	グレード4	グレード5
下痢	ベースラインと比べて＜4回/日の排便回数増加；ベースラインと比べて人工肛門からの排泄量が軽度に増加	ベースラインと比べて4～6回/日の排便回数増加；ベースラインと比べて人工肛門から排泄量が中等度増加	ベースラインと比べて7回以上/日の排便回数増加；便失禁；入院を要する；ベースラインと比べて人工肛門からの排泄量が高度に増加；身の回りの日常生活動作の制限	生命を脅かす；緊急処置を要する	死亡

CTCAE ver 4.0 AE Term Definition 日本語【注釈】：頻回で水様の排便
　　　　　　　　　　　　（有害事象共通用語基準 v 4.0 日本語訳JCOG版より引用）

服薬指導時のアドバイス

一般的事項の確認

止瀉薬とは

- オピオイドが副交感神経節後線維のオピオイド受容体（μ_1 受容体）に作用することで，腸管に分布する副交感神経末端からのアセチルコリンの遊離を抑制し，消化管運動を低下させることで生じます．したがって広く用いられる止瀉薬のロペラミドは，このオピオイド受容体に作用して下痢を止めることが期待されます．したがってオピオイド（麻薬性鎮痛薬）の副作用として便秘があります（p.60「便秘」参照）．
- 注意すべきことは，これらの止瀉薬は下痢の根本的な原因を解消するものではなく，あくまで対症療法であるという点です．特に細菌感染の合併が考えられる場合に安易に止瀉薬を用いるのは危険です．
- コリン作動性の下痢に対しては，イリノテカン投与に際してアトロピンの静注を併用することがありますが，これらは医療施設内で行われます．

下痢に対する処方例

- **Red Flag**（p.52）に該当しない場合の内服薬の使用例を紹介します．

Rp. 1 副作用としての下痢に対する処方

ロペラミドカプセル1mg　1回2カプセル　下痢時

＊2カプセルを内服しても改善しない場合：
　①2時間ごとに2カプセル内服する，または②下痢をするごとに1カプセル内服する．
＊下痢が改善したら内服は休止する．

患者さんへの指導のポイント

薬についてのアドバイス

- 便秘を改善するための薬をのんでいる場合は，内服は休止するようにしましょう．
- 止瀉薬の効果が強く出ることにより，かえって便秘となる場合もあります．止瀉薬は漫然と内服することなく，下痢の状況にあわせて適宜調節が必要であることを伝えます．
- 止瀉薬をのむことが適さない場合（細菌感染症など）もあることも説明しましょう．また根本的な治療でないことを理解させましょう．
- 経口抗がん薬を服用中の場合，中止・継続の判断は医療機関へ問い合わせるように指導します．

薬以外のアドバイス

- すぐに医療者の対応が必要な下痢が存在します．どのような症状が随伴するかに注意しましょう．
- 下痢の症状を理解して自分の症状を医療機関に伝えられるようになることも大切です．
- 脱水を避けるために水やスポーツ飲料（ポカリスエット®，アクエリアス®，OS-1®など）の摂取を励行するように指導しましょう．お粥など食べやすいものを選んで食べる工夫もあります．胃瘻など，非経口での水分摂取が可能な場合は積極的に利用することを勧めます．
- 少しの工夫で軽快する下痢もあります．例えば，経腸栄養が原因の場合は流速を落としたり白湯で薄めたりすることで下痢が軽快する場合があります．

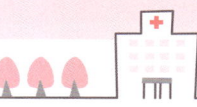

下痢に用いる薬剤

薬A 止瀉薬

ロペラミド ⓖⒺ

ロペミン® カプセル1mg

特徴/注意点

- 添付文書には,「通常,成人に1日1〜2mgを1〜2回に分割経口投与する.なお,症状により適宜増減する.」とあるが,ガイドラインで推奨されているのは1回2mgであり,2カプセルを症状があるときに2時間ごとにのむことになるので保険適用の用法よりも多くの量を内服することになる.のみすぎると便秘となるので調節が必要

- 緩下薬をのんでいる患者さんが下痢になった場合は緩下薬を中止させる.緩下薬と止瀉薬を一緒にのむことは基本的にないのでどちらか一方にする
- 水様便発現時に2カプセル内服,2時間経過しても下痢が続いていれば,もう一度2カプセル内服,それでも下痢が止まらなければ,すぐに病院へ連絡させる
- 改善したら内服をやめてよい▶
- 感染性胃腸炎や食中毒などの感染症の可能性もあるので早めに相談する▶
- 水分が失われるので点滴が体調を改善する場合が多い▶
- ジオトリフ®(アファチニブ)は下痢が遷延するとされるので綿密に相談して対応していく

MEMO 下痢の原因を突き止めよう!

化学療法中の重度の下痢に嘔吐や腹痛などが随伴して脱水や電解質異常を生じた際,好中球減少や発熱も合併すると心筋梗塞や肺塞栓,脳血管障害などの血管関連の病態も生じうる[2].これらは致死的になるため,下痢に対しては細心の注意が必要である.

4. 便秘

通常よりも排便が遅滞している

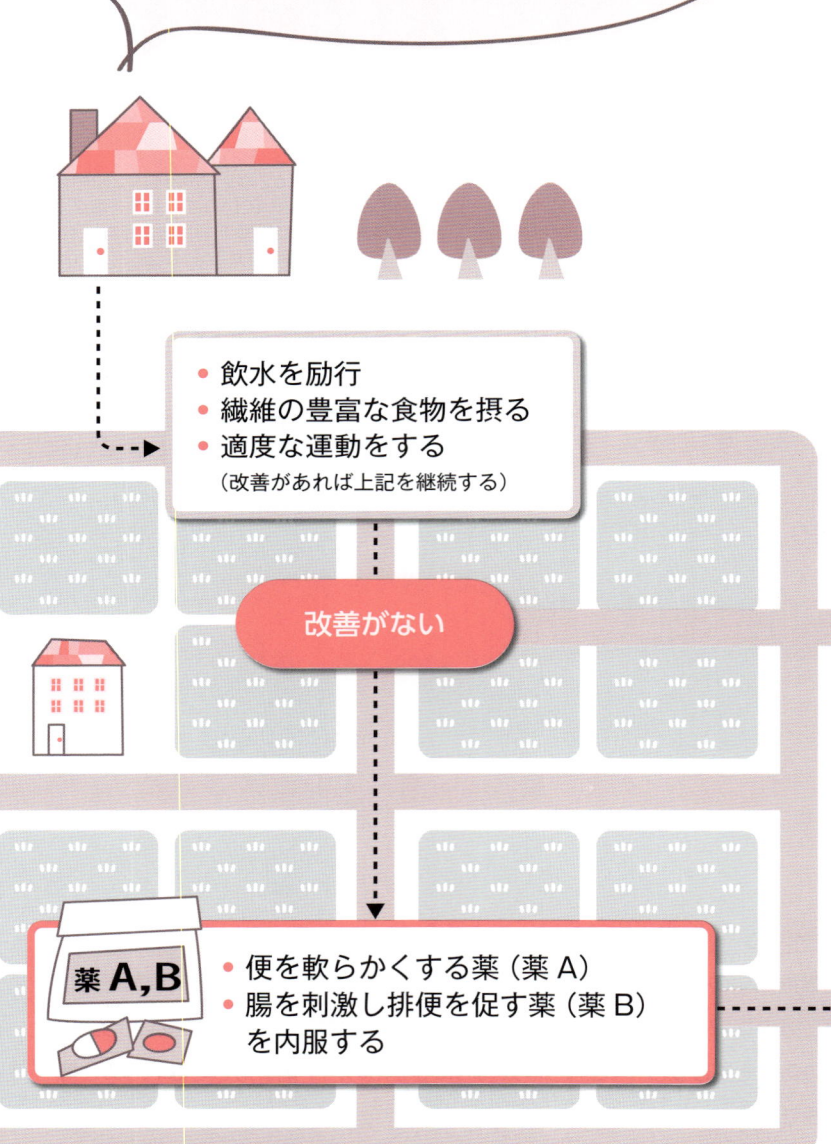

- 飲水を励行
- 繊維の豊富な食物を摂る
- 適度な運動をする
  （改善があれば上記を継続する）

改善がない

薬 A, B
- 便を軟らかくする薬（薬 A）
- 腸を刺激し排便を促す薬（薬 B）
を内服する

➡ 薬 A, B は p.70 参照

該当する場合はすぐ連絡を!!

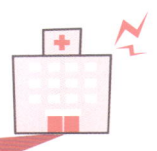

Red Flag （→ p.64）

- ✓ 便秘があるのに，処方された便秘の薬がのめない．水分も十分に摂れない
- ✓ 便秘に加えて腹痛や嘔吐などがある．お腹が張り，おならも出ない
- ✓ もともと高カルシウム血症や低カリウム血症と言われている
- ✓ 便秘に加えて背中や腰が痛い．足の動きが悪かったり，感覚が鈍い

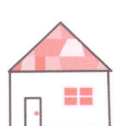

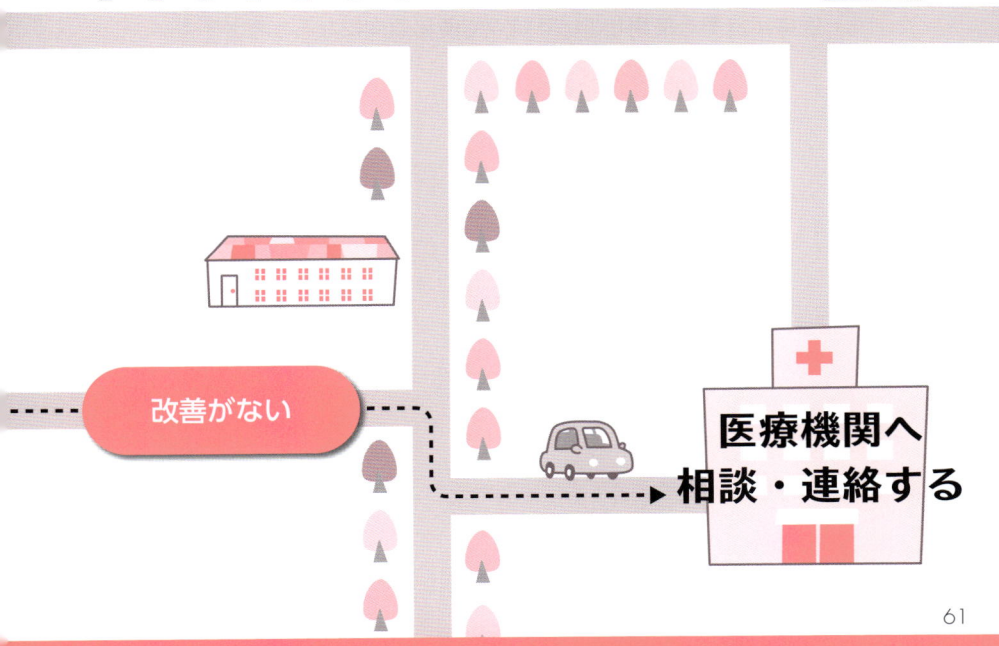

改善がない

医療機関へ相談・連絡する

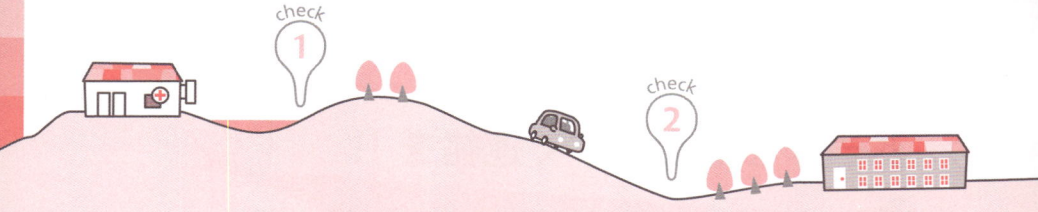

便秘対策

check 1 患者さんと話す際に確認しよう
- 病状・病態の把握（例：消化管を閉塞するような病変があるかなど）
- 実施されている治療内容
- 既往歴（例：腸閉塞の既往の有無など）

check 2 患者さんに薬の説明をする前に理解すること
- 抗がん薬の治療中には多くの理由で便秘の状態になりやすいことを理解する．
- 特に便秘を来しやすい抗がん薬を把握しておく．
- 医療用麻薬を使用している時点で便秘傾向になると考えてよい．

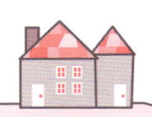

のチェックポイント

check 3　実際に服薬指導をする際の注意点

- 単純な「便秘」であるのか，それ以外の病態がないのか（すぐに医療機関の受診をする必要がないか）を意識して対応する（**Red Flag**参照）．
- 緩下薬を使用する際は，便の性状などにあわせて適宜調節が必要であることを伝える．
- 緩下薬のみでなく，生活習慣の改善などで解消できる場合もあることも説明する．

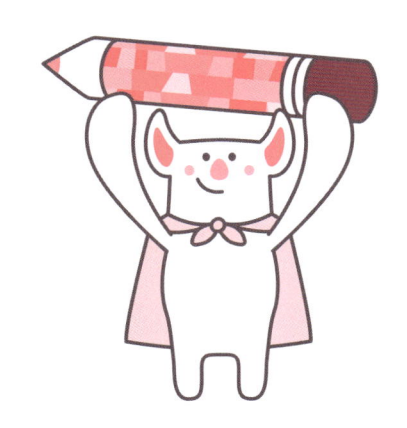

便秘を知ろう！

> どのような「便秘」が怖いのか
> ～どんなときに病院に連絡すればよいのか～

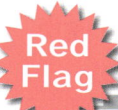

🚩 Red Flag この項目に該当したらすぐ対応!!!

🚩 **便秘があるのに，処方された便秘の薬が飲めない．水分も十分に摂れない**
- さらなる便秘の悪化・悪循環が懸念されます．
- 口からものが摂れない原因の検索も必要です．

🚩 **便秘に加えて腹痛や嘔吐などがある．お腹が張り，おならも出ない**
- 腸閉塞の状態に至っていることが懸念されます．

🚩 **もともと高カルシウム血症や低カリウム血症と言われている**
- これらの電解質異常が便秘の原因となっている可能性があります．

🚩 **便秘に加えて背中や腰が痛い．足の動きが悪かったり，感覚が鈍い**
- がんによる脊髄の圧迫から生じた排便障害である可能性があります．

抗がん薬治療中の"便秘"とは？原因は？

🌸 抗がん薬投与に伴う"便秘"
- 抗がん薬による便秘の原因として，主に腸の動きが低下することで排便が停滞するためと考えられています（表1）．

🌸 抗がん薬以外の薬剤による副作用（表2）
　①制吐薬（吐き気止め）
- 抗がん薬に伴う吐き気を抑えるための薬でも便秘が生じることがあります．
　②オピオイド系鎮痛薬
- 鎮痛薬の中でもオピオイドと呼ばれる鎮痛薬（麻薬系鎮痛薬）で便秘が生じることがあります．

🌸 がん自体に伴う症状
- がんそのものに関連して生じる便秘もあります．

表1　便秘を来しやすい抗がん薬

抗がん薬の種類	主な抗がん薬
ビンカアルカロイド系薬	ビンクリスチン（オンコビン®）
タキサン系薬	パクリタキセル（タキソール®），ドセタキセル（タキソテール®）
プラチナ系製剤	シスプラチン

表2　抗がん薬以外で便秘を来しやすい薬剤

種類	主な薬剤名
5-HT_3拮抗薬	グラニセトロン（カイトリル®），ラモセトロン（ナゼア®）
抗コリン薬	ブチルスコポラミン，抗コリン作用を有する抗不安薬，ベンゾジアゼピン系薬
鉄剤	フェルム®，フェロミア®　など
イオン交換樹脂薬	カリメート®，ケイキサレート　など
オピオイド系鎮痛薬	モルヒネ（オプソ®），オキシコドン（オキノーム®，オキシコンチン®）

便秘

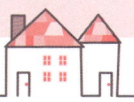

① 腸管の物理的な閉塞
- がんそのもので腸の通りが物理的に障害された場合に生じます．いわゆる"腸閉塞"の状況です．

② 脊髄の圧迫などによる自律神経の障害
- 腸の動きを調節する自律神経が障害されると腸の動きや肛門の機能が低下して排便が停滞します．
- 自律神経が集まる脊髄ががんにより障害されると生じることがあります．

③ その他
- がんにより身体のミネラル成分のバランスが崩れる場合があります．中でも高カルシウム血症（血液中のカルシウムの値が高い状態）や低カリウム血症（血液中のカリウムの値が低い状態）では腸の動きが低下して便秘になりやすくなります．

もともとの持病（既往症）などが影響する場合
- 患者さんの持病により排便が停滞しやすくなる場合があります．
- 以前に腹部の手術を受けている方は，それだけでも便の通りが悪くなっている箇所がある場合があります．手術から回復するときに生じる腸の癒着が主な原因です．
- 重い糖尿病がある場合も，自律神経の障害から腸の動きが悪く，便秘が生じやすいと言われています．

いつごろに起こるか（図1）

抗がん薬自身による便秘
- 一般に投与回数を重ねていくと生じやすいと言われています．抗がん薬治療の休止や中止により回復することが多いです．

抗がん薬以外の薬剤の副作用
- 吐き気止め（制吐薬）やオピオイド系鎮痛薬を使用した場合，早ければ投与開

自覚できる副作用

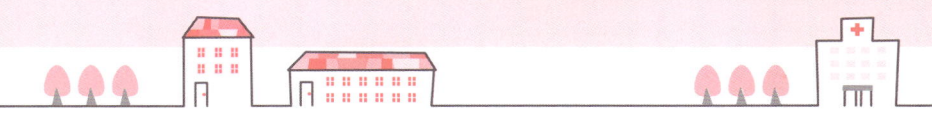

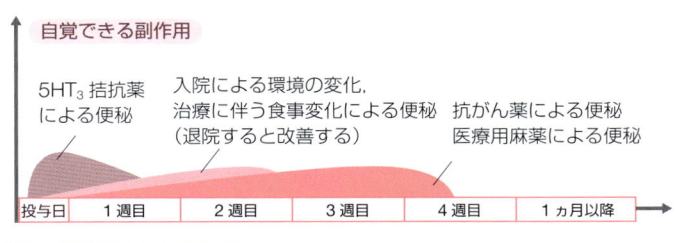

5HT₃拮抗薬による便秘／入院による環境の変化，治療に伴う食事変化による便秘（退院すると改善する）／抗がん薬による便秘　医療用麻薬による便秘

投与日｜1週目｜2週目｜3週目｜4週目｜1ヵ月以降

図1 便秘のみられる時期

表3 CTCAE ver4.0による便秘の定義

CTCAE ver4.0	グレード1	グレード2	グレード3	グレード4	グレード5
便　秘	不定期または間欠的な症状；便軟化薬/緩下薬/食事の工夫/浣腸を不定期に使用	緩下薬または浣腸の定期的使用を要する持続的症状；身の回り以外の日常生活動作の制限	摘便を要する頑固な便秘；身の回りの日常生活動作の制限	生命を脅かす；緊急処置を要する	死　亡

CTCAE4.0AE Term Definition 日本語【注釈】：腸管内容の排出が不定期で頻度が減少，または困難な状態

(有害事象共通用語基準v4.0 日本語訳JCOG版より引用)

始後数日で生じることがあります．オピオイド系鎮痛薬による便秘は耐性が生じにくいことが知られています．オピオイド系鎮痛薬をのみ続けている間は下剤の内服がよくみられます．

便秘の程度はどのように分けられているのか

有害事象共通基準（CTCAE）ver4.0では，便秘の程度を以下のように定義しています．医療従事者はこの基準で便秘の程度を評価します（表3）．

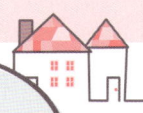

服薬指導時のアドバイス

一般的事項の確認

🌸 緩下薬と刺激薬

- 便秘に用いる薬剤は，固い便を軟らかくする緩下薬と腸管の動きを改善させる刺激薬に大別されます．
- 緩下薬を必要とするような場合は，水分摂取も励行すると便が軟らかくなりやすいと考えられます．逆に便自体は軟らかいにもかかわらず，腸の動きが鈍いことで排便が得られない場合は，刺激薬に加えて適度な運動などが好ましいと思われます．

🌸 便秘に対する処方例

- **Red Flag**（p.64）に該当しない場合の内服薬の使用例を紹介します．
- 使用するお薬は，「どのような便秘であるか」によって使い分けが必要ですが，組み合わせて使用することも可能です．

Rp.1 便が硬くて排便しにくい場合

> マグラックス®錠330mg　1回1～2錠　1日3回（適宜調節）

＊便を軟らかくする緩下薬を内服する．
＊便の性状に合わせて量の調節や休止が必要．
＊多めの水と一緒にのむように指導する．

Rp.2 腸の動きが悪くて排便しにくい場合

> プルゼニド®錠12mg　1回1～2錠　就寝前

＊腸の動きを良くする刺激薬を内服する．
＊就寝時に内服すると翌朝以降の腸の動きが良くなります．

患者さんへの指導ポイント

薬についてのアドバイス

- 排便状況（便の性状ほか）は常に変化します．これに合わせて内服薬も調節する必要があることを指導します．
- オピオイドの導入時に，便秘になる可能性は低くありません．予防的に緩下薬や刺激薬を内服する場合もあります．

薬以外のアドバイス

- 抗がん薬治療中の便秘には，重篤な原因が隠れている場合があります（表4）．場合によっては早急な対応が必要な場合があることも事前に伝える必要があります．
- 便秘を避けるために十分な水分や適度な運動，繊維の多い食事摂取なども心がけるように指導します．

表4 がん薬治療中に生じることがある排便異常の原因と一般的な対応方法

抗がん薬，麻薬，生活習慣などに起因する便秘	水分摂取励行，運動，緩下薬，刺激薬など
腸閉塞	腸管安静，手術
電解質異常	電解質補正
神経圧迫による膀胱直腸障害	ステロイド薬，放射線照射など

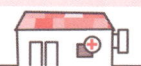

便秘に用いる薬剤

薬A 便を軟らかくする薬

マグネシウム製剤 ㊛

マグラックス® 錠250,330mg
マグミット® 錠250,330mg

特徴/注意点

- 便が固くて排便しにくい場合に用いる
- 便を軟らかくする目的であるので多めの水分とともに服用
- マグネシウム製剤は頓用から,1回3錠1日3回まで幅広く用量を調節可能
- 改善したら内服をやめてよい🚩
- 長期にマグネシウム製剤を使用している場合は血中マグネシウム値の確認をする🚩
- 腎機能障害のある方では使用をひかえる

薬B 腸を刺激し排便を促す薬

プルゼニド® 錠12mg ㊛
ラキソベロン® 液0.75% ㊛

特徴/注意点

- 腸の動きが悪くて排便しにくい場合
- 就寝時に内服すると翌朝以降の腸の動きが良くなる
- ラキソベロン®液の滴数は調節していく
- のみすぎるとすぐに下痢になる
- プルゼニド®はOTCのコーラック®のようなものと説明するとよい🚩

薬C 排便を目的とした坐薬

新レシカルボン® 坐剤 ㊛
グリセリン 浣腸液 ㊛

特徴/注意点

- 内服薬で効果ない場合に使用される
- 使用する直前までは刺激になるので冷やさない🚩

MEMO

5. 呼吸器症状

息苦しい，咳が出る など

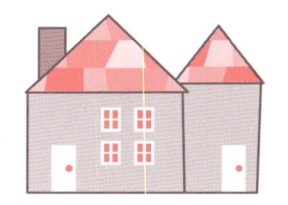

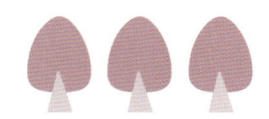

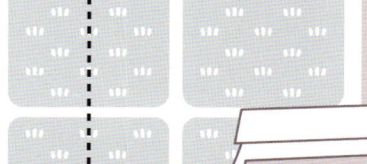

薬 A,B,C

- 鎮咳効果を期待する薬
- 呼吸苦への効果を期待する薬
を使用する

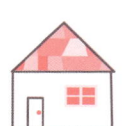

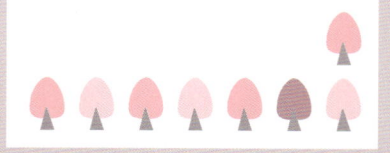

➡薬 A，B，C は p.83 参照

→ 該当する場合はすぐ連絡を！！

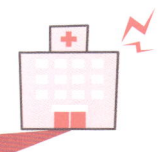

🚩 Red Flag （→ p.76）

- ✓ 安静にしているときや少し動いただけでも呼吸が苦しい
- ✓ 呼吸苦に加えて，発熱や寒気があり，喀痰が多く出る
- ✓ 呼吸苦に加えて，突然胸が痛くなった
- ✓ 呼吸苦に加えて，微熱や空咳（痰がからまない咳）が出る
- ✓ 左右どちらかの胸にかたよって呼吸苦がある

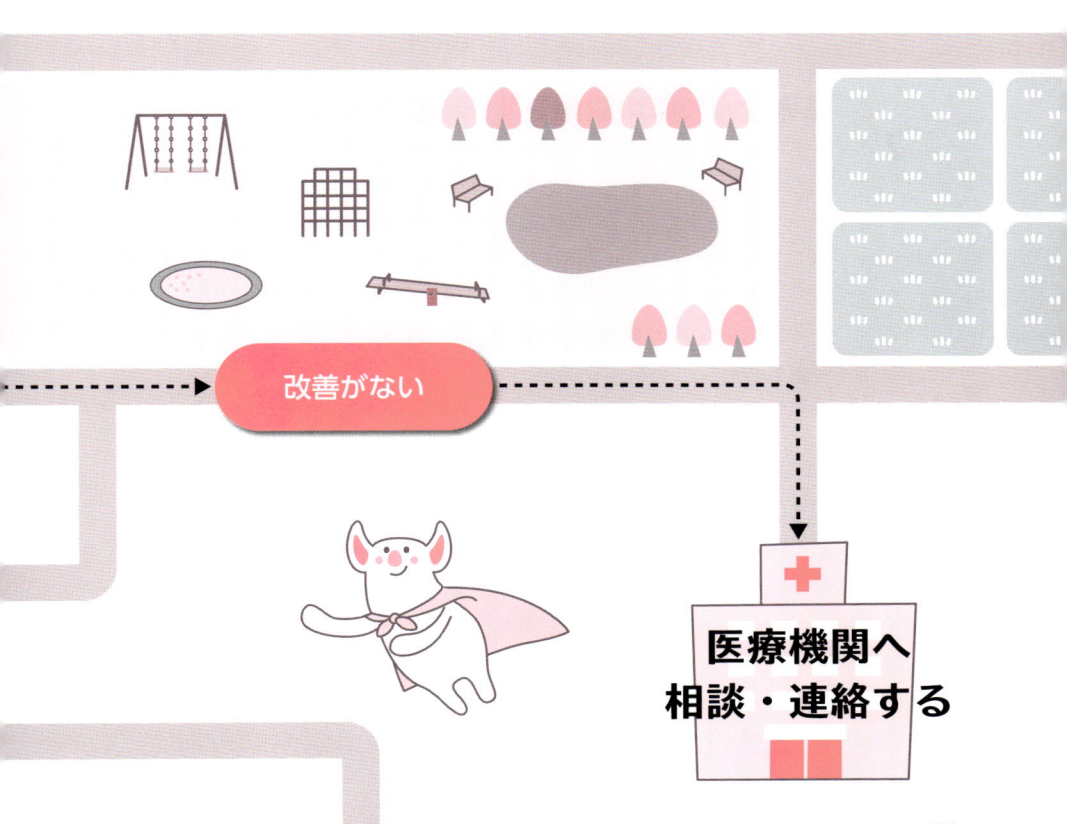

改善がない

医療機関へ
相談・連絡する

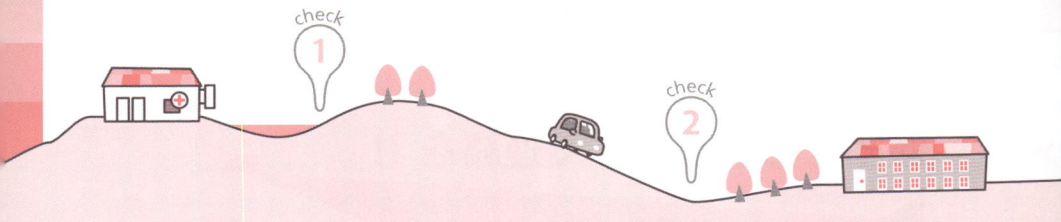

呼吸器症状対策

check 1　患者さんと話す際に確認しよう

- 病状・病態の把握(例:肺に病変があるか,胸水が貯まり得る状況かなど)
- 実施されている治療内容(例:間質性肺炎を来しやすい抗がん薬を使用していないかなど)
- 既往歴(例:慢性閉塞性肺疾患など)

check 2　患者さんに薬の説明をする前に理解すること

- 抗がん薬治療中には,多くの理由で呼吸に関する症状が出ることを理解する(p.77参照).
- もともと呼吸に関する症状がある場合は,強さや頻度が変わったかなどを把握することが重要である.
- 間質性肺炎などの重篤な疾患を生じ得る抗がん薬を把握しておく(p.77 **表1**参照).

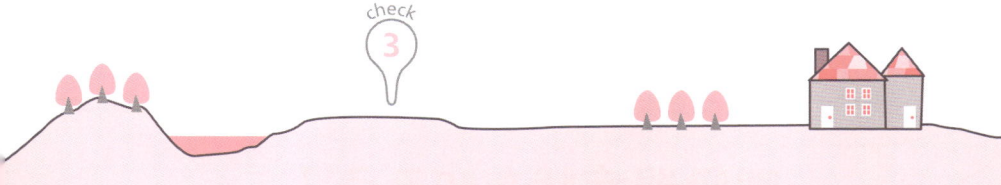

のチェックポイント

check 3　実際に服薬指導をする際の注意点
- すぐに医療機関の受診をする必要がないかを意識して対応する（**Red Flag**参照）．
- 薬局で用いられる薬の多くは症状を緩和するためのものであり，根本的な治療とはなりづらいことを伝える．

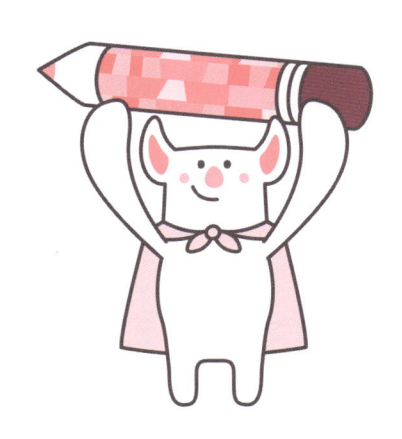

呼吸器症状を知ろう！

> どのような「呼吸器症状」が怖いのか
> ～どんなときに病院に連絡すればよいのか～

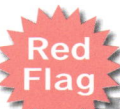

Red Flag この項目に該当したらすぐ対応!!!

🚩 **安静にしているときや少し動いただけでも呼吸が苦しい**
- 症状が強い（CTCAE ver 4.0：グレード2以上）場合は早急に原因の検索が必要です．

🚩 **呼吸苦とともに，発熱や寒気があり，喀痰が多く出る**
- 細菌などによる呼吸器の感染症が疑われます．
- 抗菌薬などによる治療が必要です．

🚩 **突然胸が痛くなり，呼吸苦が生じた**
- 肺動脈血栓症など，循環器系の異常で症状が出ている可能性があります．早急な検査と治療が必要です．

🚩 **呼吸苦に加えて，微熱や空咳（痰がからまない咳）が出る**
- 薬剤性肺炎などの可能性があり，炎症を抑える治療が必要な場合があります．

🚩 **左右どちらかの胸にかたよって呼吸苦がある**
- 苦しい方の胸に水がたまっている（胸水貯留）などの可能性があります．
- 胸水を抜くなどの処置が必要な場合があります．

＊この他にも，「意識の状態が悪い」や「呼吸が荒い，回数が多い」など，身体の状態が悪い，明らかにいつもと違う，と感じられる場合は，医療機関への連絡・受診が適切です．

抗がん薬治療中の"呼吸器症状（呼吸苦や呼吸困難，咳）"とは？原因は？

🌳 抗がん薬投与による"呼吸苦・呼吸困難"

- 抗がん薬自体が肺炎（薬剤性肺炎）を起こしやすいことが知られています．表1に示した抗がん薬を使用している場合は注意が必要です．

🌳 抗がん薬以外による"呼吸苦・呼吸困難"

①がん自体に伴う症状

- がんにより主に物理的に呼吸器が障害される．
  - 例 ・胸水の貯留や，がん自体が肺に広がる（肺転移，がん性リンパ管症）
  - ・がんによる気道狭窄など

②がん治療中の合併症に伴う症状

- 主に呼吸器や循環器に問題が生じる．
  - 例 ・細菌などによる肺炎（呼吸器感染症）
  - ・肺に血液を送る血管に血栓（血の塊）が生じる（肺動脈血栓症）など
- 上記のような異常がなくても，さまざまな不安を背景にして呼吸が苦しくなる場合もあります．

表1 薬剤性肺炎を起こしやすい抗がん薬

抗がん薬の種類	代表的な抗がん薬名
タキサン系薬剤	タキソール，タキソテール
EGFR-TK阻害薬	エルロチニブ，ゲフィチニブ
抗EGFR抗体	セツキシマブ
mTOR阻害薬	エベロリムス，テムシロリムス

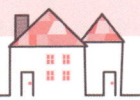

いつごろに起こるか（図1）

- 薬剤性肺炎は，使用する薬剤により発症する時期がさまざまです（表2）．
- 細菌などによる肺炎（呼吸器感染症）は，抗がん薬治療により身体の免疫機能が低下している（白血球の数が減少する）期間にはかかりやすくなります．
- 抗がん薬の種類ごとに，白血球の数が低下しやすい時期が10日から，およそ2週間程度と大まかにわかっています．特にこの時期には注意が必要です．
- その他の胸水や肺動脈血栓症などは，生じる時期を正確に予測することは困難です．

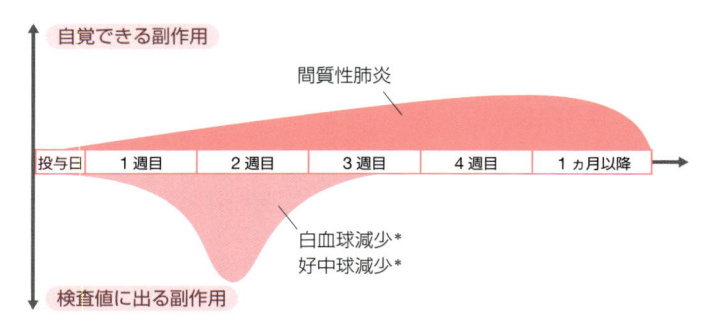

図1　呼吸器症状のみられる時期
＊白血球減少や好中球減少期には，細菌性肺炎に代表される感染症にも注意が必要です．

表2　薬剤性肺炎を起こしやすい抗がん薬

抗がん薬の種類	代表的な薬剤名
EGFR-TK阻害薬	ゲフィチニブ（イレッサ®），エルロチニブ（タルセバ®）
タキサン系薬剤	パクリタキセル（タキソール®），ドセタキセル（タキソテール®）
抗EGFR抗体	セツキシマブ（アービタックス®）
mTOR阻害薬	エベロリムス（アフィニトール®），テムシロリムス（トリーセル®）

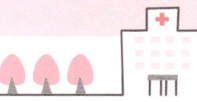

呼吸器症状の程度はどのように分けられているのか

有害事象共通基準（CTCAE）ver4.0では，呼吸困難・呼吸苦の程度を**表3**のように定義しています．医療従事者はこの基準で呼吸器症状の程度を評価します．

表3　CTCAE ver4.0による呼吸器症状の定義

CTCAE ver4.0	グレード1	グレード2	グレード3	グレード4	グレード5
呼吸困難	中等度の労作に伴う息切れ	極めて軽度の労作に伴う息切れ；身の回り以外の日常生活動作の制限	安静時の息切れ；身の回りの日常生活動作の制限	生命を脅かす；緊急処置を要する	死亡
咳嗽	軽度の症状がある；一般用医薬品を要する	中等度の症状がある；内科的治療を要する；身の回り以外の日常生活動作の制限	高度の症状がある；身の回りの日常生活動作の制限	—	—

（有害事象共通用語基準v4.0 日本語訳JCOG版より引用）

> **MEMO**　呼吸器症状の原因を突き止めよう！
>
> 後述のように呼吸器症状（呼吸苦・呼吸困難）はさまざまな原因で起こります．p.77で示したとおり，重篤な病態が隠れている可能性もあります．医療者は「息が苦しい」ことに加えて「どのような症状が伴っているか」を参考にしながら原因の検索を行います．

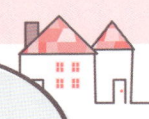

服薬指導時のアドバイス

🏥 一般的事項の確認

🌸 呼吸器症状への対応

- 呼吸器症状を伴う病態は多岐にわたります．それぞれの原因を解決するための治療法が異なります．表5には，医療機関で実施されている代表的な治療内容を示しました．
- 表5のような根本的な治療と同時に，症状をとるための薬剤が使用されます．
鎮咳薬：中枢性鎮咳薬と末梢性鎮咳薬があります．広く用いられているのは中枢性鎮咳薬であり，非麻薬性（メジコン®など）と麻薬性（リン酸コデインなど）に分けられます．

🌸 呼吸苦・呼吸困難感自体の改善を期待した処方

- 主にステロイド薬やオピオイドが用いられます．ステロイド薬は，抗炎症作用や腫瘍周辺の浮腫を軽減し，呼吸困難を軽減させると考えられていますが，適切な処方方法など不明な点もあります[1]．オピオイドは鎮咳作用のみでなく，呼吸苦そのもの軽減も期待されています．作用機序はまだ明らかになっていませんが，呼吸中枢の感受性の低下・呼吸数の減少による酸素消費量の低下・気道分泌の抑制や中枢性の鎮静作用などが関与していると考えられています．

表5 がん治療中に生じうる呼吸器症状に対する治療

間質性肺炎	原因薬剤の中止，ステロイド薬など
肺炎	抗菌薬
胸水貯留	胸水穿刺，胸膜癒着など
肺塞栓症	抗凝固療法など

🏠 不安を背景にした呼吸苦などの改善を期待した処方

- がん患者においては，不安などの精神的なストレスと呼吸困難の関連が注目されています．ASCOのガイドライン[2]では，息切れや不安を抱えた症例では，ベンゾジアゼピン系抗不安薬などの薬剤が有効とされています．

🏥 呼吸器症状に対する処方例

- **Red Flag**（p.76）に該当する場合は，これらの内服薬のみでは対応できません．表5のような根本的な治療が必要です．

Rp.1 つらい咳を抑える処方

- 咳を抑える薬（鎮咳薬）

メジコン®錠	1回2錠	1日3回	毎食後

または

フスコデ®錠	1回2錠	1日3回	毎食後

または

ブロコデ®液	1回5mL	1日3回	毎食後

- 強い症状の咳，息苦しさに使用する医療用麻薬

リン酸コデイン錠10mg	1回1錠	1日3回	毎食後

または

オプソ®内服液5mg	1回1包	咳が出るとき

＊効果が間欠的である場合は，モルペス®などの長時間作用型のオピオイドを用いることも考慮する．

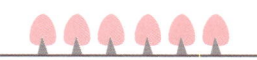

Rp.2 呼吸困難感・呼吸苦自体の改善を期待した処方

デカドロン®錠0.5mg	1回4錠	朝昼食後
オプソ®内服液5mg	1回1包	呼吸苦があるとき

*デカドロン®などのステロイド薬やオピオイドの内服を考慮する．
*ステロイド薬を夜にのむと不眠などの原因となるため，原則的に日中早い時間に内服する．
*ステロイド薬の効果が明らかでない場合は，副作用の面から漫然と使用しない．
*ステロイド薬はbest supportive careの状況などでよく用いられる．
*短時間作用型のオピオイドの効果が間欠的である場合は，長時間作用型のオピオイドを用いることも考慮する．

Rp.3 不安が強く，呼吸が苦しい場合の処方

ワイパックス®錠	1回1錠	呼吸が苦しいとき
ソラナックス®錠	1回1錠	呼吸が苦しいとき

*不安を抑える薬(抗不安薬)を内服する．
*眠気に注意する．

患者さんへの指導ポイント

薬についてのアドバイス

- 呼吸苦や呼吸困難を改善するためには，基本的にその原因を除去することが必要です．本項で紹介した内服薬は，主に「症状緩和」を目的として使用されるものであることを伝える必要があります．

薬以外のアドバイス

- 治療を新規に開始する際は，さまざまな理由で呼吸苦・呼吸困難が生じる可能性があることを伝えておく必要があります．
- 新規に出現した呼吸苦に対して，原因を検索せずに上記の内服薬のみを使用することは，原則的にありません．もとからある症状でも，症状の程度が強くなった場合も，原則的に受診しての検査が勧めることを意識しましょう．
- 特に間質性肺炎を来す薬剤を使用している場合や，白血球の低下が強い治療を行う場合は注意が必要です．

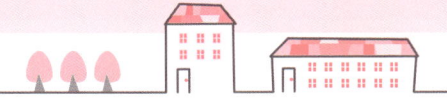

呼吸器症状に用いる薬剤

薬A 医療用麻薬

モルヒネ
オプソ® 内用液5,10mg

特徴/注意点
- オピオイドは呼吸苦を改善するので使用されることがある
- オピオイドの3大副作用は便秘，眠気，消化器症状．低用量であれば最初の1週間は特に吐き気に注意するとよい
- 医療用麻薬

コデイン含有薬剤
リン酸コデイン（麻薬）

特徴/注意点
- 咳止めとして処方される
- リン酸コデインは10％散，20mg錠から麻薬扱いになる
- 便秘に注意
- 咳が止まらない場合は他の疾患の可能性があるので相談する

薬B ベンゾジアゼピン系抗不安薬

ロラゼパム GE
ワイパックス® 錠0.5,1.0mg

アルプラゾラム GE
ソラナックス® 錠0.4,0.8mg

特徴/注意点
- 不安による呼吸苦も改善するが，感じている不快感も改善する可能性がある
- 眠気がある

薬C ステロイド薬

デキサメタゾン
デカドロン® 錠0.5,4mg

ベタメタゾン GE
リンデロン® 錠0.5mg/散0.1％/シロップ 0.01％

特徴/注意点
- 呼吸困難感・呼吸苦自体の改善を期待する
- 長期服用する場合は，胃潰瘍や感染症などの副作用に注意する
- 緩和領域でよく用いられる
- 夜間にのむと不眠を生じるので，朝，昼が望ましい

薬D その他の一般的な咳止め薬

デキストロメトルファン
メジコン® 錠15mg/散10％/シロップ

dl-メチルエフェドリン，クロルフェニラミン，ジヒドロコデイン 鎮咳配合錠
フスコデ® 配合錠

特徴/注意点
- 一般的な感冒のときもよく処方される鎮咳薬
- フスコデ®はジヒドロコデインを含むが非麻薬

6. 皮膚症状

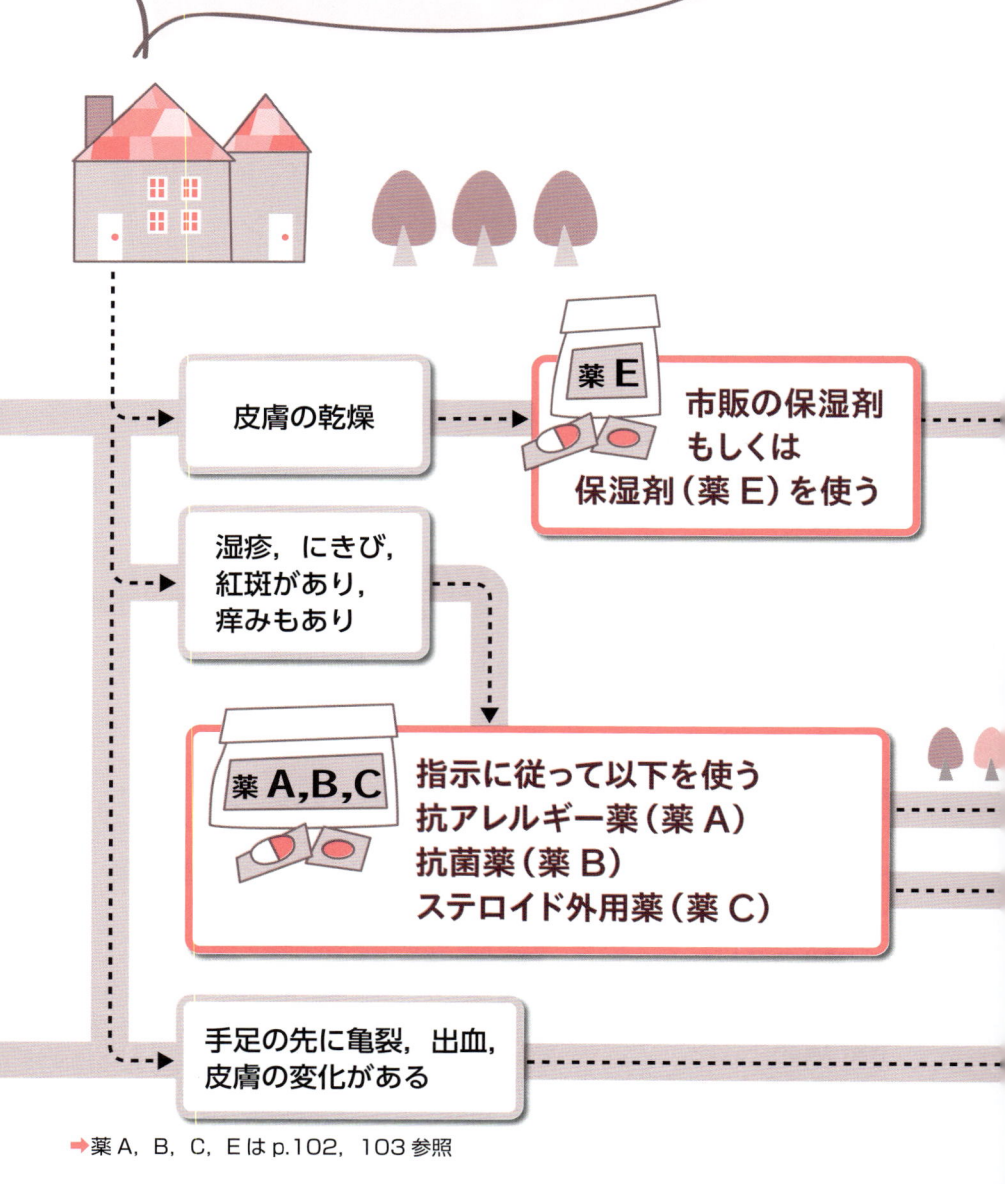

皮膚の乾燥 → 薬E　市販の保湿剤もしくは保湿剤（薬E）を使う

湿疹，にきび，紅斑があり，痒みもあり

薬A,B,C　指示に従って以下を使う
抗アレルギー薬（薬A）
抗菌薬（薬B）
ステロイド外用薬（薬C）

手足の先に亀裂，出血，皮膚の変化がある

➡ 薬A，B，C，Eはp.102，103参照

該当する場合はすぐ連絡を!!

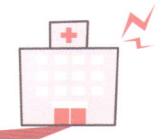

🚩 Red Flag （→ p.88）

- ✓ 身の回りの日常生活動作にも支障を来す皮膚の症状（CTCAE ver4.0でグレード3以上）
- ✓ 皮膚だけでなく，粘膜部にも紅斑や水疱，びらんを伴う．こすっただけで皮膚が剥がれてしまう．発熱も伴う
- ✓ 皮疹や皮膚乾燥，亀裂などに対して用いる薬がない

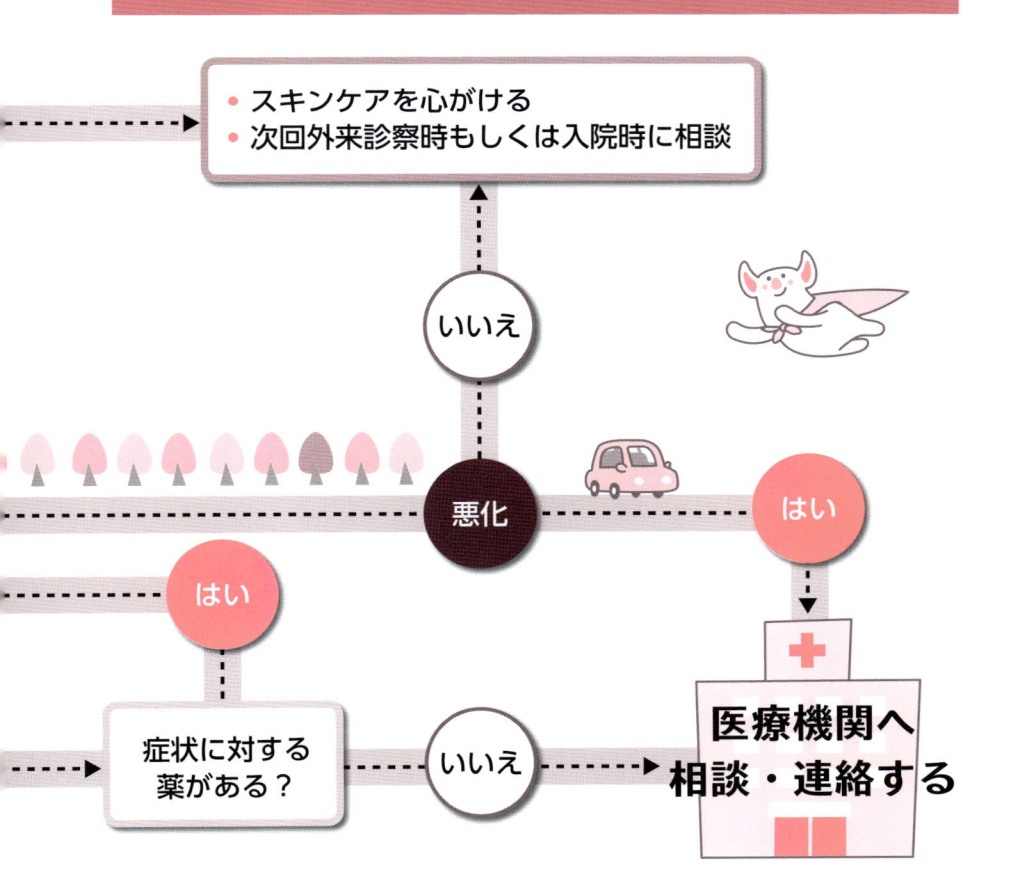

- スキンケアを心がける
- 次回外来診察時もしくは入院時に相談

いいえ

悪化

はい

症状に対する薬がある？

はい

いいえ

医療機関へ相談・連絡する

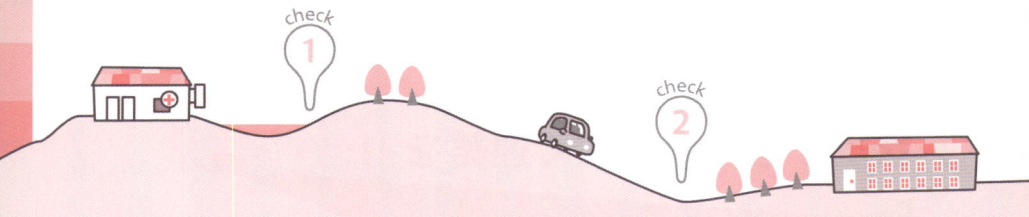

皮膚症状対策

check 1　患者さんと話す際に確認しよう

- 実施されている治療内容〔症状を来しやすい薬剤を使用中であるか確認（p.89参照）〕
- 併用薬の評価
- 以前の皮膚症状の有無と処方されている薬〔自宅で症状が出た場合に使用する薬が事前に処方されていることがある（p.98参照）〕

check 2　患者さんに薬の説明をする前に理解すること

- 抗EGFR薬の皮膚症状は高頻度で，時間とともに変化することを理解する（p.91参照）
- 皮膚症状をマネジメントすることは治療強度を保ち，治療効果を最大限に得るためにも必要である（p.100参照）

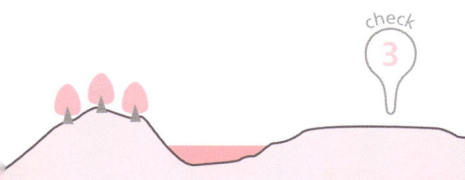

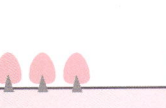

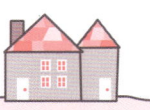

のチェックポイント

check 3　実際に服薬指導をする際の注意点

- 重篤で早急な介入を要する皮膚症状(スティーブンス・ジョンソン症候群などの中毒疹など)が存在することを理解しておく.
- 時系列に変化する皮膚症状に対応するためには,各薬剤の使用方法についての説明と理解,アドヒアランスの確認が必要である(外用薬の用い方,それぞれの内服薬の意味・効果の説明など)(p.91参照).
- 薬の適切な使用も重要であるが,皮膚に刺激を与えず保護するライフスタイルを確立することなど日常生活での注意点も合わせて説明する(p.100参照).

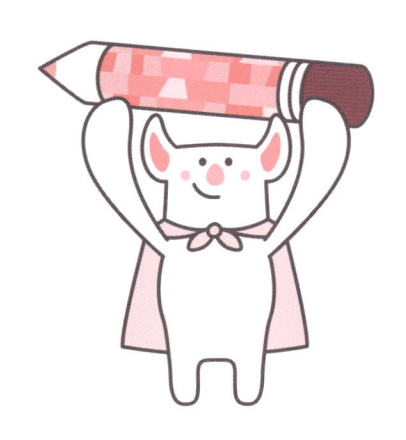

皮膚症状を知ろう！

どのような「皮膚症状」が怖いのか
〜どんなときに病院に連絡すればよいのか〜

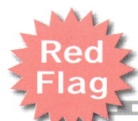

Red Flag　この項目に該当したらすぐ対応!!!

⚑ **身の回りの日常生活動作にも支障を来す皮膚の症状
（CTCAE ver 4.0 でグレード 3 以上）**
- 休薬の判断を含めた医師の診察が必要です．

⚑ **皮膚だけでなく，粘膜部にも紅斑や水疱，びらんを伴う．こすっただけで皮膚が剥がれてしまう．発熱も伴う**
- スティーブンス・ジョンソン症候群などの重篤な皮膚障害を生じている可能性があります．早期の対応が必要です．

⚑ **皮疹や皮膚乾燥，亀裂などに対して用いる薬がない**
- 軟膏などを使用することで症状の増悪を防ぐことができますので処方をお願いしましょう．

* この他にも，身体の状態が悪い，明らかにいつもと違う，と感じられる場合は，医療機関への連絡・受診が適切です．

抗がん薬治療中の"皮膚障害"とは？原因は？

抗がん薬投与に伴う"皮膚障害"

①抗EGFR薬

- EGFRとは上皮成長因子受容体（epidermal growth factor receptor）のことで，そのリガンドとともに皮膚，髪の毛，爪の増殖と分化に関与します．
- 抗EGFR薬により皮膚におけるEGFRが阻害されるので皮膚の角化異常が起こります．
- 角質化が阻害され皮膚が薄く，もろくなり毛包周囲の炎症が起こることで皮膚における発疹，炎症，乾燥が生じるとされています．具体的には，瘙痒症，ざ瘡様皮疹，脂漏性皮膚炎，皮膚乾燥（乾皮症），爪囲炎などがあります．それぞれの特徴を表1に記載します．これらの予防と治療を目的に症状に応じて薬が使われています（表1）．
- 抗EGFR薬は，細胞内にあるチロシンキナーゼを阻害する低分子EGFR阻害薬と，受容体に作用する抗EGFR抗体薬に分かれます．皮膚障害の程度は抗EGFR抗体薬が低分子EGFR阻害薬よりも強い傾向にあります．いずれも外来通院による治療に使われる抗がん薬です（表2）．

表1　抗EGFR抗体薬による典型的な皮膚障害

皮膚障害	症　状	発現時期
瘙痒症	かゆみ	1週間
ざ瘡様皮疹	にきびのような発疹	1〜4週間
脂漏性皮膚炎	皮脂分泌が活発な部位の炎症	1〜4週間
皮膚乾燥（乾皮症）	皮膚の乾燥，ひび割れ	3〜5週以降
爪囲炎	爪周囲の亀裂，出血，肉芽形成	4〜8週間以降半年間程度

表2 皮膚障害を起こしやすい抗がん薬

抗EGFR薬	一般名	商品名	剤形	保険適用*	皮膚障害の程度
抗EGFR抗体薬	パニツムマブ	ベクティビックス®	注射薬	大腸がん	高い
	セツキシマブ	アービタックス®	注射薬	大腸がん,頭頸部がん	高い
低分子EGFR阻害薬	エルロチニブ	タルセバ®	内服薬	肺がん,膵がん**	中等度
	ゲフィチニブ	イレッサ®	内服薬	肺がん	中等度

＊＊膵がん治療には単剤ではなくゲムシタビンと併用される

②従来の抗がん薬（殺細胞抗がん薬）

- 上記の抗EGFR薬が登場する以前の殺細胞性抗がん薬による皮膚障害は，中毒疹，アレルギー反応，もしくは点滴が漏れてしまった部位における皮膚症状を指し，理論上あらゆる種類の抗がん薬で生じ得ます．

抗がん薬以外の理由による副作用

- 抗がん薬に限らず，治療中に使用する薬剤の中には皮膚や粘膜に紅斑や水疱，びらんなどを副作用として生じる場合があります（スティーブンス・ジョンソン症候群）．
- 原因は明らかではありませんが，種々のウイルスや細菌による感染症，医薬品などによって生じるアレルギー性の機序が原因と考えられています．なかでも医薬品によるものが多いとされますが，投与前に発症を予知することは現時点では困難です．

いつごろに起こるか（図1）

- ここでは抗EGFR薬による皮膚症状について解説します．
- 発症時期についてよく示されるのが図1です．目安として，まず抗がん薬投与1～2週間で瘙痒症，ざ瘡様皮疹，脂漏性皮膚炎が生じ，それらが改善するとともに皮膚疹が生じた部位において3～5週間において皮膚乾燥が生じ，

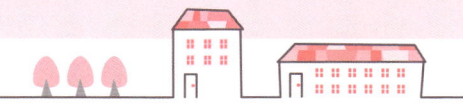

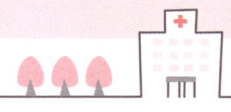

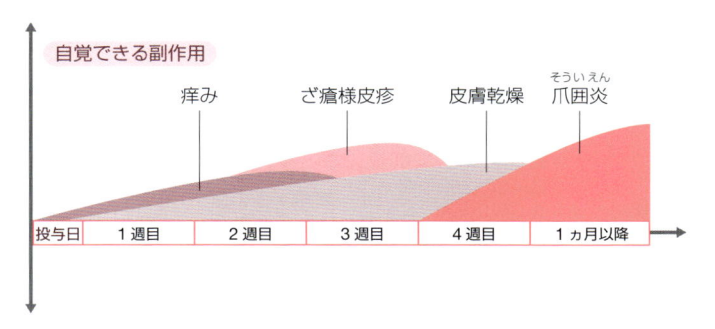

図1 皮膚症状のみられる時期
＊スティーブンス・ジョンソン症候群は，原因薬剤開始後2週間以内の発症が多いという報告がある．

持続します．遅れて，4〜8週間程度において爪囲炎が持続するような傾向にあります[1]．

- 発症の時期について，日本人は欧米人と比較して早く，皮膚症状が治療開始7日以内に起こることが経験的に知られており，予防的な試みがより実践されています．

①投与直後から数日で起こる可能性があるもの
- 過敏症

②投与後2週間程度の期間に起こるもの
- 抗EGFR抗体薬
- 抗EGFR阻害薬

皮膚症状の程度はどのように分けられているのか

　有害事象共通基準（CTCAE）ver4.0では，皮膚症状の程度を**表3**のように定義しています．医療従事者はこの基準で皮膚症状の程度を評価します．

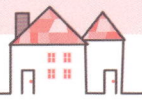

表3 CTCAE ver 4.0における皮膚障害の定義

CTCAE ver 4.0	グレード1	グレード2	グレード3	グレード4	グレード5
瘙痒症	軽度または限局性；局所治療を要する	激しいまたは広範囲；間欠性；掻破による皮膚の変化（例：浮腫，丘疹形成，擦過，苔癬化，滲出/痂皮）；内服治療を要する；身の回り以外の日常生活動作の制限	激しいまたは広範囲；常時；身の回りの日常生活動作や睡眠の制限；経口副腎皮質ステロイドまたは免疫抑制療法を要する	定義なし	定義なし
ざ瘡様皮疹	体表面積の<10％を占める紅色丘疹および/または膿疱で，瘙痒や圧痛の有無は問わない	体表面積の10～30％を占める紅色丘疹および/または膿疱で，瘙痒や圧痛の有無は問わない；社会心理学的な影響を伴う；身の回り以外の日常生活動作の制限	体表面積の>30％を占める紅色丘疹および/または膿疱で，瘙痒や圧痛の有無は問わない；身の回りの日常生活動作の制限；経口抗菌薬を要する局所の重複感染	紅色丘疹および/または膿疱が体表のどの程度の面積を占めるかによらず，瘙痒や圧痛の有無も問わないが，静注抗菌薬を要する広範囲の局所の二次感染を伴う；生命を脅かす	死亡
皮膚乾燥	体表面積の<10％を占めるが紅斑や瘙痒は伴わない	体表面積の10～30％を占め，紅斑または瘙痒を伴う；身の回り以外の日常生活動作の制限	体表面積の>30％を占め，瘙痒を伴う；身の回りの日常生活動作の制限	定義なし	定義なし
爪囲炎	爪襞の浮腫や紅斑；角質の剥脱	局所的処置を要する；内服治療を要する（例：抗菌薬/抗真菌薬/抗ウイルス薬）；疼痛を伴う爪襞の浮腫や紅斑；滲出液や爪の分離を伴う；身の回り以外の日常生活動作の制限	外科的処置や抗菌薬の静脈内投与を要する；身の回りの日常生活動作の制限	定義なし	定義なし

（有害事象共通用語基準v4.0日本語訳JCOG版より引用）

服薬指導時のアドバイス

一般的事項の確認

抗EGFR薬による皮膚症状

①瘙痒症
- 皮膚に発疹がなくとも痒みを伴う症状が初期に起こります.
- 爪で掻いてしまうことで炎症が悪化し感染が2次的に起こる可能性がありますので,皮膚を清潔に保ち抗アレルギー薬(p.102,薬A)を定期的に使用します.
- 痒みとともに皮膚疹が発症しますので抗炎症目的の抗菌薬(p.102,薬B)の内服もはじめから実施されることがあります.

②ざ瘡様皮疹,脂漏性皮膚炎
- 思春期に見られるにきびのような発疹と,それに伴う炎症が顔面,前胸部,背面部,前腕などに生じます.
- この発疹は通常のにきびと異なり,主に無菌性の炎症性の皮疹であることが知られており,二次性の感染症がない限りこの症状へ通常のにきび治療に用いるようなダラシン®などの抗菌薬を初めから使用せず,ステロイド外用薬(p.102,薬C)もしくは抗炎症作用を有する抗菌薬(p.102,薬B)の内服が使われます.
- ステロイド外用薬は米国で積極的に使用され,欧州では控えめですが,わが国では使用する傾向にあります.
- 炎症が強い場合,ステロイド内服薬(p.102,薬D)も短期間に処方されます.
- 非常に特殊なのが,ミノマイシン®カプセルのような抗菌薬が抗炎症作用を目的として処方されることです.

③皮膚乾燥
- ヘパリン類似物質(ヒルドイド®)などの保湿剤(p.103,薬E)が使用されます.

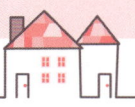

- 保湿剤はローションタイプが使いやすく，便利です．
- 皮膚乾燥は治療開始の3～5週を経過したころに起こります．生じる時期が把握しにくいために保湿剤を予防的に使用します．
- 効果の持続をはかる場合は，白色ワセリンもしくはサリチル酸ワセリンが用いられます．
- 手足の症状がない部分に，角化正常薬であるケラチナミン軟膏が用いられることもあります．

  ④爪囲炎
- 爪の発育障害，手足の爪の周囲の皮膚裂症とそれに伴う痛みと出血，悪化すると肉芽，膿瘍を合併します．これは親指をはじめとする指先に生じやすいとされています．
- 発症時期は抗EGFR薬投与後4～8週頃に始まり，半年間程度継続するとされます．
- 「爪囲炎」という言葉から爪の部分のみに生じると思いがちですが，爪の逆側の指表面にも生じます．このため，日常の作業に支障を来す，実は非常につらい有害事象です．
- ステロイド外用薬(p.102，薬C)や保湿剤(p.103，薬E)の塗布などがされますが，爪囲炎はすぐに改善せず持続するので，ガーゼでの保護やテーピングなどの物理的な処置で対応せざるを得ません．そのような場合は皮膚科の専門医と相談します．

抗EGFR薬による皮膚症状に用いる治療薬

- 薬物療法としては，①炎症を抑える治療，②皮膚乾燥を抑える保湿，③二次感染症の治療を目的として実施されます．
- 抗EGFR薬による皮膚障害，特に抗EGFR抗体薬によるものは時系列で起こるために，図2に示すように，それぞれの時期に起こる皮膚症状に対応して薬を使っていきます．

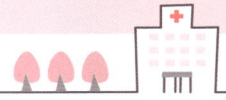

> **治療開始1～4週間**
> 瘙痒症：痒み ➡ 抗アレルギー薬（薬A），抗菌薬（薬B）
> ざ瘡様皮疹：にきびのような皮疹⇒ステロイド外用薬（薬C）
> 脂漏性皮膚炎：皮脂のたまる部位での炎症⇒清潔，抗アレルギー薬（薬A），ステロイド外用薬（薬C）

> **治療開始後3～5週間**
> 皮膚乾燥：皮膚の乾燥，亀裂 ➡ 保湿剤（薬E）

> **治療開始後4～8週間，以降持続**
> 爪囲炎：手足の爪の周囲の亀裂，出血⇒抗菌薬（薬B），ステロイド外用薬（薬C），保湿剤（薬E）

図2 抗EGFR薬による皮膚症状のみられる時期

①抗アレルギー薬（薬A）

- フェキソフェナジン（アレグラ®）の有効性が無作為化比較試験[2]で証明されていることもあり，抗EGFR薬による瘙痒へはアレグラ®錠が主に用いられています．症状が強い場合はポララミン®錠やセレスタミン®錠が用いられます．

②抗菌薬（薬B）

- 皮疹対策にミノマイシン®（ミノサイクリン）などを内服します．
- これは，ざ瘡様皮疹が菌によって生じていると考えているのではなく，テトラサイクリン系抗菌薬の抗炎症作用を期待しています．テトラサイクリン系抗菌薬には白血球遊走抑制，炎症性サイトカイン抑制など抗炎症作用があります．
- ミノサイクリンをはじめとするテトラサイクリン系抗菌薬の安易な使用は，耐性菌や有害事象につながることからすべきではありませんし，その有害事象にはめまいや肝機能障害など注意を払わなくてはならないものがあります．しかし，この内服に関しては特に抗EGFR抗体薬における表4に示すような臨床試験によりその有用性が支持され，実臨床において導入されています．

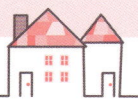

表4 テトラサイクリン系薬の予防投与を検証した臨床試験

対象となった抗EGFR薬（文献）	対象がん種 試験形式	比較	結果
抗EGFR薬[3]	肺がん，消化器がん他 （無作為化試験）	テトラサイクリン系 500mg，1日2回	4週間の中でグレード2以上に至る頻度がテトラサイクリン群で17%，プラセボ群で55%と統計学的に差があった．（P<0.05）
		プラセボ	
セツキシマブ[4]	大腸がん （無作為化試験）	ミノサイクリン 100mg/日	中等度から高度の発疹を来す頻度はミノサイクリン群20%，プラセボ群で50%と低くなる傾向にあったが，統計学的な差はなかった．
		プラセボ	
パニツムマブ[5]	大腸がん （無作為化試験）	包括的予防的介入（ドキシサイクリンは100mg，1日2回）	6週間の中でグレード2以上に至る頻度が予防群で62%，対症療法群で29%（オッズ比 0.3, 95%信頼区間0.1～0.6で有意差あり）
		対症療法	

- ミノサイクリンの開始時期に関しては議論がされているのですが，筆者らの施設では，瘙痒症状が出た場合に内服開始することは自宅で有害事象を経験する患者さんには難しいことと，臨床試験で予防的介入が有効であったことから，ミノマイシン®カプセルを治療開始時から内服で開始し，ざ瘡様皮疹が改善ししだい，医師の判断にて内服を終えるような治療方針がとられています．

③ステロイド外用薬(薬C)

- ざ瘡様皮疹は顔から体幹まで生じます．
- 皮膚からの薬剤の吸収率は部位により異なりますので，表5に示すようにステロイドの強度を分けて皮疹の部位に使用します．
- 抗がん薬使用に伴う皮膚症状の治療では，ステロイド外用薬が中心的な役割を果たします．ただし，全ての部位に同じようにステロイド外用薬を用いることはありません．吸収率や塗りやすさなどから使い分ける必要があります．

④ステロイド内服薬(薬D)

- ステロイド外用薬や抗アレルギー薬などでも改善が得られない場合，内用で

表5 皮膚症状へ用いる薬剤の種類

部位	前腕（内側）でのステロイド吸収率を1とした場合の比率	強度分類	ステロイド外用薬例（主な商品名）	理由
頭皮	3.5	strong	ベタメタゾン（リンデロン®Vローション）	頭皮に広がるローションタイプがよい
顔面（頬）	13	medium	ヒドロコルチゾン（ロコイド®クリーム）	べたつかないクリームタイプがよい
体	4〜0.1	very strong	ジフルプレドナート（マイザー®軟膏）	しっかり塗布できる軟膏がよい
爪囲炎（手足指）	1〜0.1	very strong	ジフルプレドナート（マイザー®軟膏）	しっかり塗布できる軟膏がよい

プレドニン®が処方されることがあります．このように重篤な場合に使用するプレドニン®は，皮膚科で処方されることも少なくありません．

⑤ 保湿剤（薬E）

- ヘパリン類似物質（ヒルドイド®）などの保湿剤が用いられますが，市販の保湿剤も推奨されます．
- 化粧水，日焼け止めを用いた日々のスキンケアとともに保湿を実践します．

このように抗EGFR抗体薬では治療法が確立されつつあります．一方で低分子EGFR阻害薬は抗体薬に比較して程度が低いことから，同様の治療が有効とされていますが確立まで至っていません．

皮膚症状に対する処方例

Rp.1 予防的な処方

ヒルドイド®ソフト軟膏	1日数回（予防的な保湿）
または	
ヒルドイド®ローション	1日数回（予防的な保湿）
ミノマイシン®カプセル100mg	1回1個　1日2回（予防もしくは治療的な抗炎症を目的）

Rp.2 皮疹ができた場合の痒み止めの処方

アレグラ®錠60mg	1回1錠　1日2回	朝夕食後

Rp.3 皮疹への抗炎症外用薬処方

マイザー®軟膏	1日数回	体にある患部に塗布
ロコイド®クリーム	1日数回	顔にある患部に塗布

Rp.4 頭皮の症状への処方

デルモベート®スカルプ	1日数回	頭皮に塗布
リンデロン®ローション	1日数回	頭皮に塗布

Rp.5 痒みが強い場合の処方

セレスタミン®錠	1回1錠　1日3回	毎食後

Rp.6 重症例における追加処方

プレドニン®錠	5mg　1回1錠　1日2回	朝昼食後

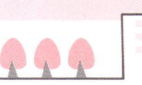

- **Red Flag**（p.88）に該当しない場合の，対症療法的な内服薬の使用例です．
- 皮膚症状に対する薬剤は，症状を緩和するために処方されているだけで，治癒は短期間にはなされません．また，予防的な目的の保湿剤などを初めから使用します．改善がない場合や，**Red Flag**に該当する症状が出現した場合は医療機関への相談が必要です．

患者さんへの指導ポイント

薬についてのアドバイス

- 使用する薬剤の意味（効果）を伝える必要があります．
  - 例 抗菌薬は抗炎症作用を目的としている．
- ステロイド外用薬は，体の部位ごとに塗り分けるなど注意が必要であることを説明します（表6）．
- 本項では主に抗EGFR薬の皮膚症状について解説しましたが，抗がん薬以外の薬でも薬疹が出る可能性があります．一般的に広く使われている胃薬でもスティーブンス・ジョンソン症候群が発症することがまれにあります．前述のように，すぐに医療機関での対応が必要と考えられる場合は，すぐに医師へ伝えるように説明します．
- 経口抗がん薬を服用中の場合は，中止・継続の判断を医療機関へ問い合わせるように指導します．

表6 軟膏を塗布する際のアドバイス例

- 洗顔，体を洗った後に塗布する．
- 塗布する前には必ず手を洗う．
- ステロイド外用薬は発疹部にのみ薄く延ばして塗布する．
- 保湿剤は人指し指の第1関節くらいの軟膏をとり，まんべんなく塗布する（この量が手のひら2枚分程度の量と考えられている）．
  ＊外用薬は洗顔後に化粧水，保湿薬，ステロイド外用薬の順で塗ることをお勧めします．

🌸 薬以外のアドバイス

① 日常生活における対策（表7）

- 抗EGFR薬による発疹は主に非感染であり，炎症性とされています．
- スキンケアにより皮膚を清潔にし，保湿を心がけ，刺激を回避することで皮膚を保護し，二次感染を予防することも重要なので，治療を受ける患者さんにわかりやすく説明します．
- 皮膚症状への対策として清潔，保湿，刺激からの回避が挙げられます．

② 皮膚症状をマネジメントする必要性を伝える

- さらなる研究が必要ですが，皮膚症状と抗EGFR薬の効果に相関があるとの報告もあります[6,7]．皮膚症状をマネジメントして抗EGFR薬による治療を継続させることが大切であると考えられています．
- もちろん，CTCAEで定義されているグレード3以上の皮膚症状が発現した場合は治療の延期，減量などを考慮し，速やかに皮膚科医へ相談することが重要であるとされています．
- 前述のような対応は入院中では可能ですが，自宅では副作用が生じた際に状況を判断し薬を適切に使うのは困難です．薬の使い方に間違いがないよう，

表7　日常生活におけるアドバイス例

- 単なる発疹ではなく，時間とともに変化する変化がある皮膚障害であることを説明する．
- 特に遅れて出てくる爪囲炎は生活に支障を来す有害事象であるので注意する．
- お風呂，シャワーは清潔を保つうえで好ましい．
  *適度な回数，ぬるめのお湯，弱酸性，保存料フリーもしくはアルコール含有しないような低刺激の洗剤を選ぶ．
- 皮膚を刺激しないように，こすり過ぎずに泡立てて洗う．
- 入浴後の外用薬の使用が清潔であるので推奨される．
- 刺激（日光，きつい衣類）などを避ける：日焼け止め（SPF値30，PA値＋＋）を推奨．
- 化粧は良いが，薬を塗布した上から化粧をし，必要がなくなったあとは化粧を落とす（刺激が少ないものを選択する）．
- ひげは汚れの温存となる可能性があるので，定期的に清潔なひげ剃りで剃る．
- 爪囲炎発症時は深爪やマニキュアなどのお洒落を避け，ゆったりとした靴をはく．

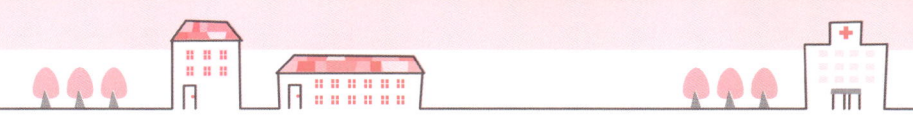

重篤な皮膚障害を自宅で我慢しすぎないよう，患者さんに説明するのは薬剤師にとって大切な役割です．
- 発疹により外見に変化が生じることは，特に女性にとっては精神的な苦痛です．薬剤師が抗EGFR薬の皮膚症状を事前にわかりやすく説明することは大きな意味をもっています．

皮膚症状に用いる薬剤

薬A 抗アレルギー薬

フェキソフェナジン (GE)

アレグラ® 錠30, 60mg/
OD錠60mg

特徴/注意点
- 眠気が少ない第2世代の抗アレルギー薬であるがランダム化試験でエビデンスがある[2)]
- 肝機能に影響が少ないので使いやすい
- 効果を期待するためには定期内服が必要
- 症状が強い場合はポララミン®錠やセレスタミン®錠を用いるが、眠気に注意🚩

薬B 抗菌薬

ミノサイクリン (GE)

ミノマイシン® カプセル50, 100mg/
錠50, 100mg/顆粒2%

特徴/注意点
- 抗菌作用ではなく抗炎症作用を目的として処方される
- 抗EGFR抗体薬, EGFRチロシンキナーゼ阻害薬による治療において処方されている
- 用量は100mgを1日1回もしくは200mgを1日2回を定期内服
  → 用量は100mgを1日2回朝夕食後に内服
- 肝機能に注意
- めまいの副作用に注意(減量する)
- ミノマイシンにアレルギーがあり、使用できない場合はクラリスロマイシンなどを用いることもあります🚩
- 皮膚症状を患者さんが自覚して内服を開始するのが困難であるので予防的に治療当日から用いられることがある🚩

薬C ステロイド外用薬

ジフルプレドナート (GE)

マイザー® 軟膏0.05%/
クリーム0.05%

ベタメタゾン (GE)

リンデロン®V ローション/
軟膏0.12%/クリーム0.12%

ヒドロコルチゾン (GE)

ロコイド® 軟膏0.1%/クリーム0.1%

特徴/注意点
- 体の部位によりステロイドの吸収率が異なるために使い分ける
- ローションは使用感が良いが滞留性がない
- クリームに比較して軟膏は使用感が良くないが滞留性がある
- 患部に薄く塗布する🚩
- 皮膚を清潔にすること、刺激を回避することを心がける🚩

薬D ステロイド内服薬

プレドニゾロン (GE)

プレドニン® 錠5mg

特徴/注意点
- 皮膚症状が強い場合に短期間内服処方がされる
- 用量は10mgを1日1回で、アレグラ®などと併用する

薬E 保湿剤

ヘパリン類似物質 GE

ヒルドイド® ローション0.3%/クリーム0.3%/ソフト軟膏0.3%

特徴/注意点

- 乾燥部分にまんべんなく塗布する
- 1日5回以上の塗布を目標とするが，入浴後など，皮膚に水分が保たれているときに塗布すると効果的（ヒルドイド自体には水分を供給する作用はなく，皮膚の水分蒸発を防ぐ作用があるため）
- 顔などに塗る場合，ローションタイプが最も使用感がよい
- ざ瘡様皮疹が改善するとともに同時に発症してくるために予防的な保湿に使用する場合がある🚩
- 必ずしもヒルドイド®を使わなくてはならないわけでなく，市販の保湿剤を用いることも推奨される🚩
- 白色ワセリンやケラチナミン軟膏も部位に応じて使用される🚩

7. 手足の症状

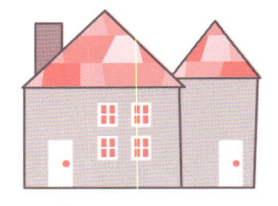

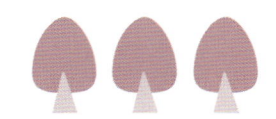

- ☐ 手足の皮剥け
- ☐ ピリピリ感
- ☐ 痛み

を手足に感じる場合

- 保湿剤（薬 B）を定期的に塗布
- 腫れや痛みのある患部にステロイド外用薬（薬 A）を定期的に塗布
- 手足の症状に対する痛みどめが処方している場合内服する

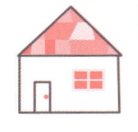

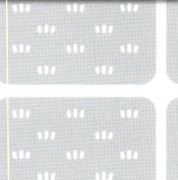

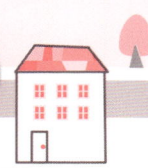

改善

- 手足の症状は時間が経つごとに悪化する可能性が高いのでその変化を注意深く見ていく

- 特にこの症状を来たしやすい分子標的薬 (p.109 参照) を内服している場合は急激に悪化する可能性があるのでそのリスクになる生活習慣に注意する

➡ 薬 A，B は p.117 参照

該当する場合はすぐ連絡を!!

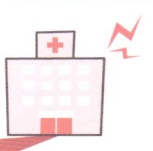

🚩 Red Flag （→ p.108）

- ✓ 身の回りの日常生活動作にも支障を来す症状（CTCAE ver4.0でグレード3以上）
- ✓ 片方の手や足にむくみや痛みなどの違和感がある
- ✓ 皮膚だけでなく，粘膜部にも紅斑や水疱，びらんを伴う．こすっただけで皮膚が剥がれてしまう．発熱も伴う
- ✓ 手足の皮剥けなどへの薬がない

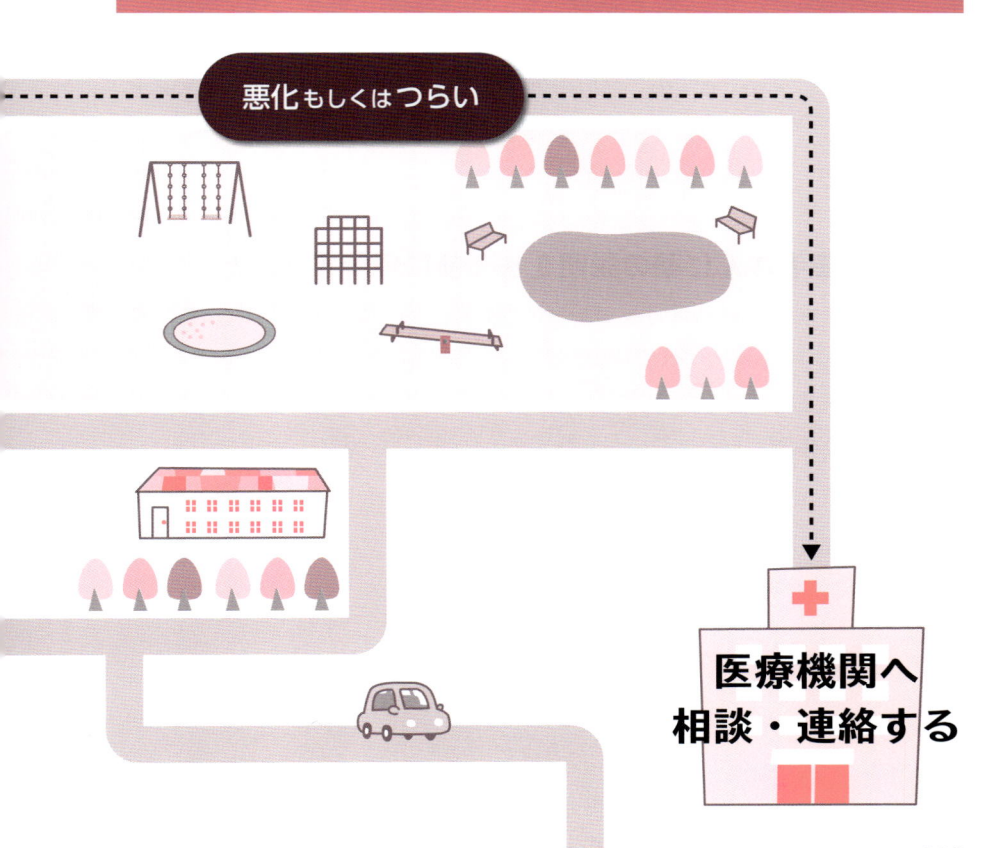

悪化もしくはつらい

医療機関へ相談・連絡する

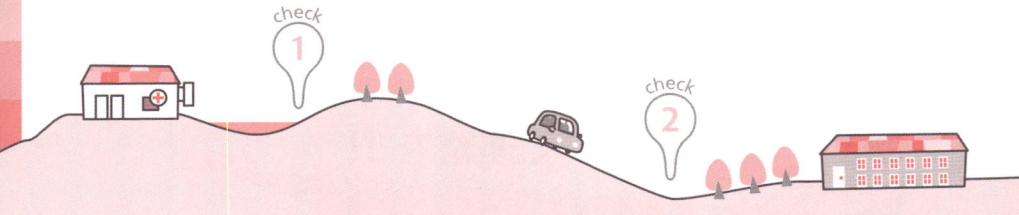

手足の症状対策

check 1　患者さんと話す際に確認しよう

- 実施されている治療内容〔症状を来しやすい薬剤を使用中であるか確認（p.109参照）〕.
- 日常生活の状況（足の症状は，活発に動かれる方ほど出やすい場合があるなど.）
- これまでの症状の有無と処方されている薬〔特に治療開始後1ヵ月以内では，自宅で症状が出た場合に使用する薬が事前に処方されていることがある（p.115参照）〕.

check 2　患者さんに薬の説明をする前に理解すること

- 手足の症状は時間とともに変化するので，薬剤もそれに合わせて使用することを理解する.
- 手足の症状をマネジメントすることは，治療強度を保ち治療効果を最大限に得るためにも必要である（p.113参照）.

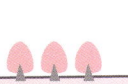

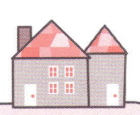

のチェックポイント

check 3　実際に服薬指導をする際の注意点

- 既知のリスク因子を避けるよう日常生活を送るように指導する．
- 原因となる抗がん薬をすぐに中止することが必要な場合や，早急な介入を要する場合（深部静脈血栓症など）があることを伝える（p.110参照）．
- 手足の症状は悪化すると治療の長期間，抗がん薬投与の永続的な中止につながる．休薬も上手に行うことで，治療を長期的に継続することが好ましいことを説明する．

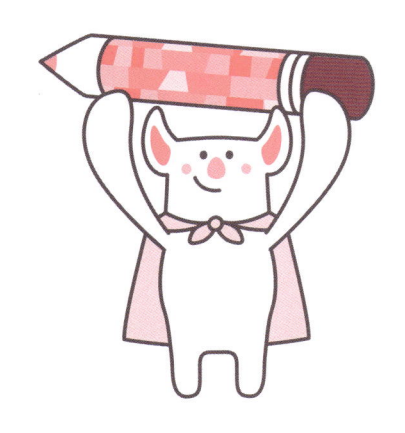

手足の症状を知ろう！

> どのような「手足の症状」が怖いのか
> ～どんなときに病院に連絡すればよいのか～

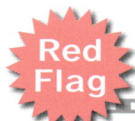

Red Flag この項目に該当したらすぐ対応!!!

▶ 身の回りの日常生活動作にも支障を来す症状（CTCAE ver 4.0でグレード3以上）

- お薬の休薬の判断を含めた医師の診察が必要です．

▶ 片方の手や足にむくみや痛みなどの違和感がある

- 深部静脈血栓症の可能性があります．迅速な検査が必要です．

▶ 皮膚だけでなく，粘膜部にも紅斑や水疱，びらんを伴う．こすっただけで皮膚が剥がれてしまう．発熱も伴う

- スティーブンス・ジョンソン症候群などの重篤な皮膚障害を生じている可能性があります．早期の対応が必要です．

▶ 手足の皮剥けなどへの薬がない

- 症状の増悪を防ぐために，軟膏を使用することができますので処方をお願いしましょう．

＊この他にも，身体の状態が悪い，明らかにいつもと違う，と感じられる場合は，医療機関への連絡・受診が適切です．

抗がん薬治療中の"手足の症状"とは？原因は？

抗がん薬投与に伴う"手足の症状"

　ここでは手足の皮剥け，発赤，腫れと，それに伴う痛み，熱感を手足の症状として解説します．この皮膚の症状を起こしやすい薬を表1に示します．

　①分子標的薬（レゴラフェニブ，ソラフェニブ，スニチニブなど）

- 分子標的薬のうちレゴラフェニブ，ソラフェニブ，スニチニブにおいて手足皮膚症候群（ハンドフットシンドローム）や，手足皮膚反応（ハンドフットスキンリアクション）と呼ばれる，比較的早期に，かつ限局的に頻度の高い有害事象（はじめの1ヵ月で起こりやすい限局的な手足の症状）が注目されています．この副作用に対しては，抗がん薬の治療を休薬，中止する頻度が高いこと，いくつか知られているリスク因子に対し予防を試みることで，症状の軽減が図れることから，治療においてマネジメントが非常に重要となります．
- この他，セツキシマブやパニツムマブなどの抗EGFR抗体は，投与開始後，数週間経過すると皮膚乾燥からの皮膚亀裂や爪囲炎を手指や足趾に認めるこ

表1　手足の症状を起こしやすい主な抗がん薬

薬剤		全グレード	高グレード
分子標的薬	ソラフェニブ（ネクサバール®）	10〜60%	2〜36%
	スニチニブ（スーテント®）	10〜50%	4〜11%
	パゾパニブ（ヴォトリエント®）	4.5〜29%	1.8%〜6%
	レゴラフェニブ（スチバーガ®）	47%	17%
	アキシチニブ（インライタ®）	29%	9.6%
殺細胞性薬	カペシタビン（ゼローダ®）	50〜60%	11〜24%
	5-FU（持続）	34%	7%
	ドキシル®	40〜50%	1〜20%
	ドセタキセル	6〜58%	0〜4%
	シタラビン	14〜33%	―
	ドキソルビシン	22〜29%	―

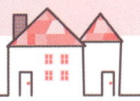

とがあります（p.84参照）．

②殺細胞抗がん薬（5-FU，S-1，UFT，カペシタビン，ドキシル®など）

- 発症時期があまり定まっていない，やや広範な手足の症状（手足と爪における茶褐色の着色や，爪の変形，手足の皮膚の荒れなどを伴うやや広い症状）があります．また，症状が悪化する傾向がある際にはピリピリ，チクチク感を，さらに悪化すると痛みを伴います．着色による痛みや手足の機能の悪化はないのですが，治療を終えても着色が継続することがあります．
- 症状は分子標的薬に比較してやや緩やかですので，変化を確認しながら治療を続けます．進行すると痛み，腫れ，水疱，亀裂，皮剥け，潰瘍に至ります．
- ドキシル®はリポソーム被包性のドキソルビシンなのですが，その症状が強い傾向にありますので注意しなくてはなりません．
- 前述の手足の症状を来す抗がん薬のほかに，手足のむくみを来す抗がん薬としてドセタキセルが有名です．毛細血管透過性の亢進が生じるためとされています．この他，ドセタキセルによる浮腫は投与回数を重ねる（300～400 mg/m^{2}以上）と出現頻度が高くなります[1,2]．
- 抗がん薬の直接的な副作用ではありませんが，長期に抗がん薬治療を実施することで免疫力が低下し，白癬（水虫）が爪や手足に生じることもあります．

🌸 抗がん薬以外の原因で生じる"手足の症状"

- 患者さんが足のむくみや痛みなどの違和感を訴えている場合，静脈血栓を考慮する必要があります．特に片方の足や腕がむくんでいる場合には注意が必要です．
- がん患者さんは，がんを抱えているだけでも血液凝固異常から血栓が形成されやすく，化学療法自体も血栓症のリスク因子とされています[3]．放置すると血栓が肺塞栓などの重篤な状態を招く場合があります．
- 医療機関での迅速なエコー検査や造影CT検査などが診断に必要です．

いつごろに起こるか

- 殺細胞性抗がん薬による手足の症状では，徐々に起こるものの，その特徴は患者さんによって異なります．
- 分子標的薬は，1ヵ月以内に時系列かつ段階的に起こり，その頻度は高いです．
- 症状が出たらそのまま悪化し，手足の皮膚の剥け，亀裂，出血につながりますので，的確かつ早期の薬剤の使用や医師による診察が必要となります．そのため，手足に治療開始から保湿や角化正常化薬を塗布することがあります．

①投与から数週間以内症状が起こる可能性があるもの
- レゴラフェニブ，ソラフェニブ，スニチニブ
- ドキシル

②手足の症状が比較的にゆっくり起こるもの（数週〜数ヵ月）
- 5-FU
- S-1，UFT
- カペシタビン
- セツキシマブ，パニツムマブ

手足の症状の程度はどのように分けられているのか

有害事象共通基準（CTCAE）ver4.0では，手足の症状の程度を**表2**のように定義しています．医療従事者はこの基準で手足の症状の程度を評価します．

用語が手足皮膚症候群（HFS），手足皮膚反応（HFSR），手掌・足底発赤知覚不全症候群など，難解なものがあります．HFSRと手掌・足底発赤知覚不全症候群という用語はまったく異なるように見えますが，HFSRはCTCAE ver3.0，手掌・足底発赤知覚不全症候群はCTCAE ver4.0で用いられている用語です．この2つを下の表に示します．内容は同じようなものです．

表2 CTCAE ver4.0による手掌・足底発赤知覚不全症候群の定義

CTCAE ver4.0	グレード1	グレード2	グレード3	グレード4	グレード5
手掌・足底発赤知覚不全症候群	疼痛を伴わないわずかな皮膚の変化または皮膚炎(例：紅斑,浮腫,角質増殖症)	疼痛を伴う皮膚の変化(例：角層剥離,水疱,出血,浮腫,角質増殖症)；身の回り以外の日常生活動作の制限	疼痛を伴う高度の皮膚の変化(例：角層剥離,水疱,出血,浮腫,角質増殖症)；身の回りの日常生活動作の制限	―	―

(有害事象共通用語基準v4.0 日本語訳JCOG版より引用)

服薬指導時のアドバイス

一般的事項の確認

　ここでは，最も頻度の高いと予想される「手掌・足底発赤知覚不全症候群」に対する対応を中心に述べます．薬を上手に使うことに加えて，日常生活を工夫することで悪化を避けることができます．

🌸 **手掌・足底発赤知覚不全症候群に対して用いる治療薬**
- 薬物療法は，①皮膚の角化を改善し保湿を目的とする軟膏，②抗炎症を期待した治療，③痛みなどの症状を改善するための治療を目的として実施されます．
- 時系列で起こることが多いために，図1で示すそれぞれの時期に起こる症状に対応して薬を使っていきます．

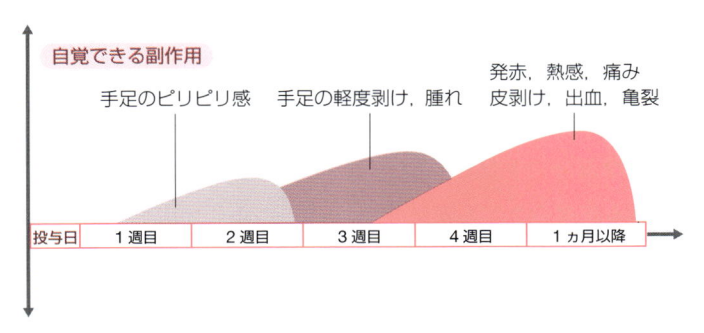

自覚できる副作用

時期	症状
1〜2週目	手足のピリピリ感
2〜3週目	手足の軽度剥け，腫れ
4週目〜1ヵ月以降	発赤，熱感，痛み，皮剥け，出血，亀裂

図1　手足の症状がみられる時期

① 予防的な角化正常薬，保湿剤
- 手足を保護し，保湿，角化肥厚部分を改善することで予防を試みます．そのため手足の症状がない部分であっても，角化正常薬であるケラチナミン軟膏が用いられます．
- ヘパリン類似物質（ヒルドイド®）などの保湿剤（p.103，薬E）が症状の出現前から使用されます．保湿剤はローションタイプが好評です．

② 抗炎症を期待した治療
- ピリピリ感などの違和感もしくは皮膚の皮剥けなどの症状の初期からステロイド外用薬（薬C）を塗布します．
- 悪化して皮が剥け，亀裂，出血などを来した重篤な症状においては炎症を抑えるステロイド薬といえども改善は期待できませんので，医師の診断のもと休薬が必要です．

③ 痛みなどの症状を改善するための治療
- NSAIDsをはじめとする痛み止め，また，痒みなどには抗アレルギー薬を用います．

🌳 日常生活での注意点
- 手足の症状への対策として，①圧力，②熱，③摩擦からの回避が挙げられます．圧力を避けるために労働は避け，熱を避けるために熱いお湯は使用せずに簡易な入浴やシャワーが推奨されます．また，手を摩擦などの刺激から防備するために手袋などを活用することが推奨されます．
- 角化した肥厚部分に手足の症状が起こりやすいとされています．ペディキュアと呼ばれる皮膚のケアも推奨されていますが，わが国ではあまり認知されていません．足の皮膚のケアに気を付けるようにしましょう．
- 症状が出てくる際には，さらにそれが悪化する可能性があります．安静にして指定された薬を使用し，悪化する傾向であれば医療機関に相談します．

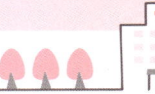

手足の症状に対する処方例

- **Red Flag**（p.108）に該当しない場合の，対症療法的な内服薬の使用例を紹介します．
- 手足の症状に対する処方は，症状を緩和することが目的で，短期間では治癒されません．また，予防的な目的で保湿剤などを初めから使用します．改善がない場合や **Red Flag** に該当する症状が出現した場合は医療機関への相談が必要です．

Rp.1 手足の腫れに対する処方

- **手足の保湿**
  ケラチナミン軟膏　　　　　1日2回　朝，入浴後など　手足に塗布（ピリピリ，痛い場所には塗布しない）

- **ステロイド軟膏（Strongクラス）**
  マイザー®軟膏　　　　　　1日2回　朝，入浴後など　手足に塗布

Rp.2 手足の腫れに随伴する症状への処方

- **鎮痛薬**
  ロキソプロフェンNa錠60mg　　1回1錠　1日3回　毎食後

- **痒み止め**
  フェキソフェナジン塩酸塩錠60mg　1回1錠　1日2回　朝夕食後

患者さんへの指導ポイント

薬についてのアドバイス

- 症状を起こしやすい抗がん薬はあらかじめわかっています．それらの内服をする場合は，手足に症状がでる可能性があることを必ず説明しておきます．
- 原因となっている抗がん薬が内服薬の場合，中止・継続の判断は医療機関へ

問い合わせるように指導します．
- 出現した症状に対して用いる薬剤は塗り薬が主体となります．保湿剤は何回でもよいのですが，ステロイド外用薬は1日2回程度，定期的に塗布する必要がある旨を説明します．

🌳 薬以外のアドバイス

- 日常生活における対策で指導すべきポイントを**表3**にまとめました．
- まずは，手足の症状をマネジメントする必要性を伝えましょう．大切なのは抗がん薬を休薬してもよいが，治療自体を中止しないことです．
- 予防的な塗り薬や，症状が出た後のステロイド軟膏の使用は，症状を悪化させないために大切です．
- 手足の症状の多くは，休薬することで改善します．重篤な症状に至る前に休薬して改善を待ってから再開させます．このように，薬の使用のタイミングと支持療法の適正使用が治療全体に影響します．

表3　日常生活におけるアドバイスの例

- 圧力がかかる部分に起こりやすい．手足に圧力がかかるような，ものを握る，持つ，ジョギングする，などは避ける．
- 圧力を避けるためにきつくて硬い革靴は避け，テニスシューズ，スニーカーなどがおすすめで，中敷きなどを利用する．
- 熱で悪化する可能性があるので，熱いお湯での水仕事や，熱いお風呂への長時間の入浴は避ける．
- 手に負担をかけないように手袋などを利用して保護する．水洗いの際にはゴム手袋を活用する．
- 症状が出たら，無理な運動や圧力などの負担がかかる作業は控える．
- 生じた症状は急に悪化することがある．痛みや腫れは我慢せず，医療機関には積極的に相談する．

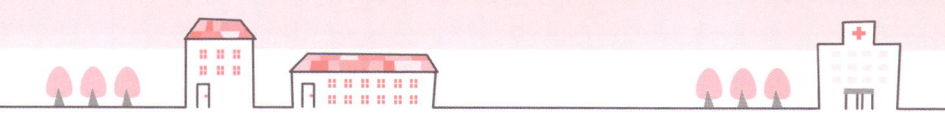

■■ 手足の症状に用いる薬剤 ■■
（手掌・足底発赤知覚不全症候群で用いることが多い薬剤）

薬A ステロイド外用薬

ジフルプレドナート GE

マイザー® 軟膏0.05%/クリーム0.05%

特徴/注意点
- クリームに比較して軟膏は使用感が良くないが滞留性がある
- 患部に薄く塗布する🚩
- 皮膚を清潔にすること，刺激を回避することを心がける🚩

薬B 尿素配合剤

尿素配合剤 GE

ケラチナミン 軟膏

特徴/注意点
- 保湿かつ角質軟化作用がある
- 角化肥厚部分に手足症候群が生じやすいのでサリチル酸軟膏や尿素配合剤を予防的に用いる
- 亀裂などがある場合は刺激となるので，ヒルドイドや白色ワセリンなど用いると良い🚩

8. 痛み

定期的に痛み止め（薬A, C2）を使っている

いいえ

薬Aのみ使用

薬C1を使用

薬A, C1
痛いときに非オピオイド鎮痛薬，速放性強オピオイドを服用
- 非オピオイド鎮痛薬は1日3回，4〜6時間程度あけて内服できる
- 速放性強オピオイドは1時間あけて何度でも使用できる

薬C1
痛いときに速放性強オピオイドを服用
＊速放性強オピオイドは1時間あけて何度でも使用できる

痛みが改善

→ 薬A, C1, C2はp.136, 137参照

該当する場合はすぐ連絡を!!

🚩 Red Flag (→ p.136)

- ✓ 痛みにより生活に著しい支障がある
- ✓ 今までなかった痛みが急に起こってきた．痛みも強い
- ✓ 何らかの理由で，処方されている鎮痛薬がうまく使えない（口内炎で鎮痛薬がのめないなど）

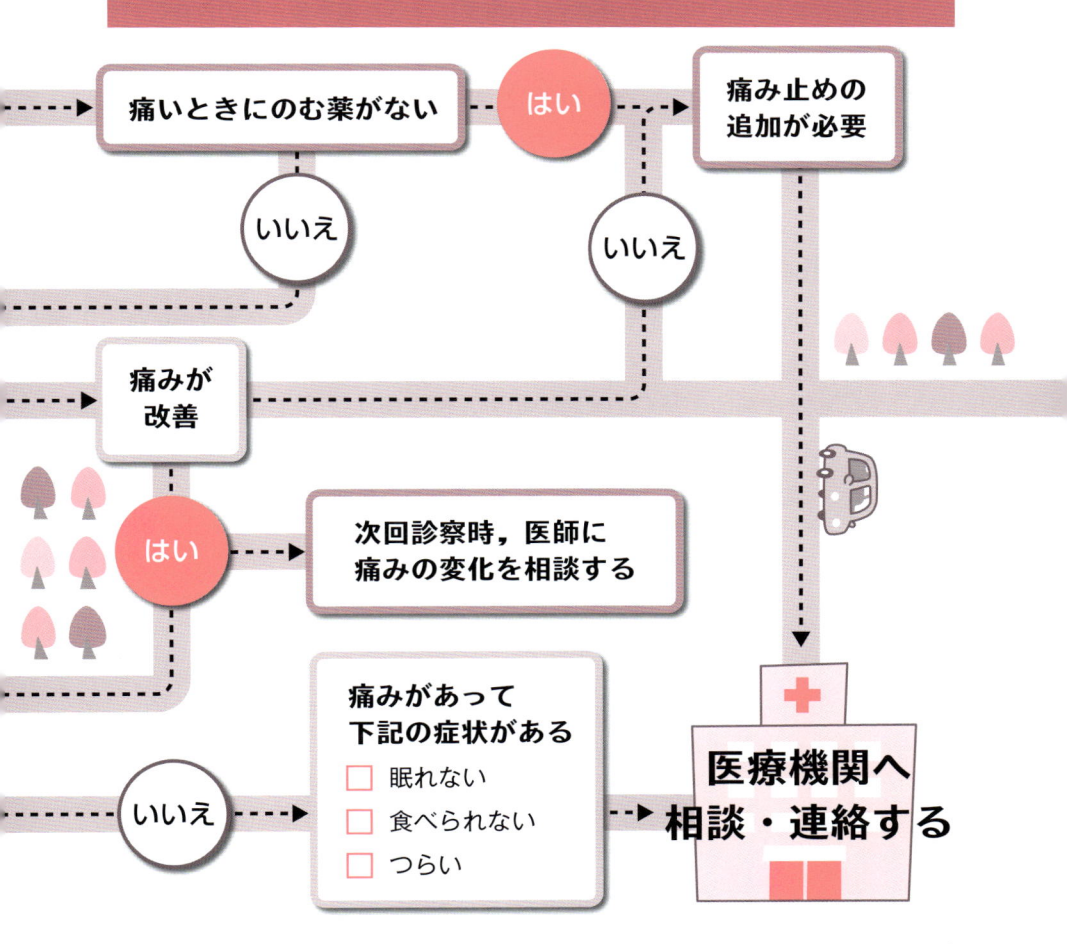

痛いときにのむ薬がない — はい → 痛み止めの追加が必要

いいえ

いいえ

痛みが改善

はい → 次回診察時，医師に痛みの変化を相談する

痛みがあって下記の症状がある
- ☐ 眠れない
- ☐ 食べられない
- ☐ つらい

いいえ

→ 医療機関へ相談・連絡する

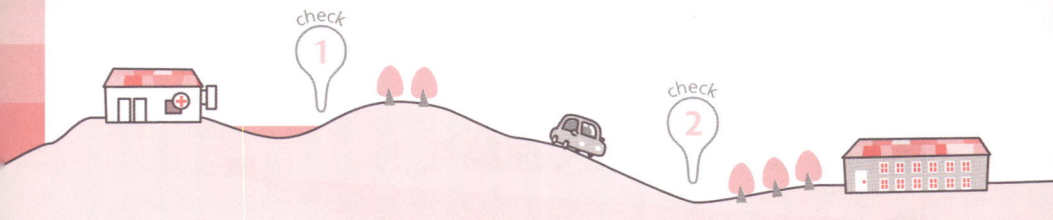

痛み対策

check 1　患者さんと話す際に確認しよう

- 病状・病態の把握（がんの増大に伴う疼痛などの可能性もあるなど）
- 実施されている治療内容（治療薬に伴う有害事象からの疼痛の可能性もあるなど）
- 現在使用中の鎮痛薬の種類と量
- 新たな疼痛が出現していないか，疼痛の程度は増強していないか．

check 2　患者さんに薬の説明をする前に理解すること

- がん患者の疼痛管理は，通常WHO方式3段階除痛ラダーに従って鎮痛薬が使用されている（p.125参照）．
- 鎮痛薬は，がんに伴う疼痛（がん性疼痛）に対しても，抗がん薬治療に伴う疼痛に対しても同様に使用できる．
- 鎮痛補助薬などが有効な疼痛があることも理解しておく．

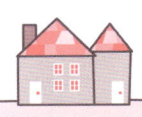

のチェックポイント

check 3　実際に服薬指導をする際の注意点

- 特にオピオイド導入時には，説明を十分に行うように意識する．
- 鎮痛薬は1種類のみを用いることもあるが，数種類の鎮痛薬を組み合わせて上手に鎮痛を図る場合もあることを説明する．
- 複数の鎮痛薬を用いると管理は複雑となる．定期内服薬と頓用薬の区別を中心に説明するとよい．
- 新規の疼痛が出現した場合や既知の疼痛でも明らかに増悪している場合，随伴する症状が強い場合などは医療機関への受診を勧める．
- 鎮痛薬の開始が必要であると考えられる場合や，増量または減量などの調節が必要と考えられる場合は，積極的に医師と連携をとることも必要である．

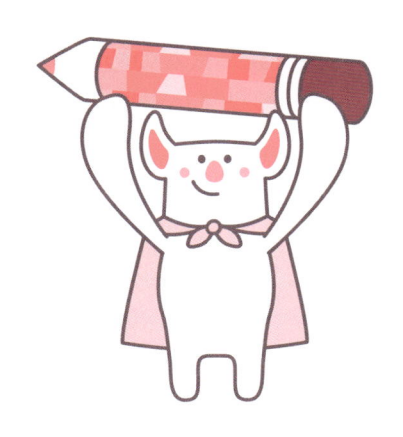

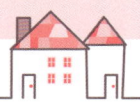

痛みを知ろう！

> どのような「痛み」が怖いのか
> 〜どんなときに病院に連絡すればよいのか〜

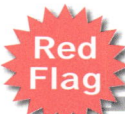

Red Flag この項目に該当したらすぐ対応!!!

🚩 **痛みにより生活に著しい支障がある**
- 疼痛は極力"ゼロ"にすることが理想です．鎮痛に関する現在の方針を再考する必要があります．

🚩 **今までなかった痛みが急に起こってきた．痛みも強い．**
- 新たに何らかのイベントが生じた可能性があります．必要に応じて検査などが必要です．

🚩 **何らかの理由で，処方されている鎮痛薬がうまく使えない（口内炎で鎮痛薬がのめないなど）**
- 原因の検索とともに，鎮痛方法の変更（内服薬から貼り薬へなど）を検討する余地があります．

＊この他にも，身体の状態が悪い，明らかにいつもと違う，と感じられる場合は，医療機関への連絡・受診が適切です．

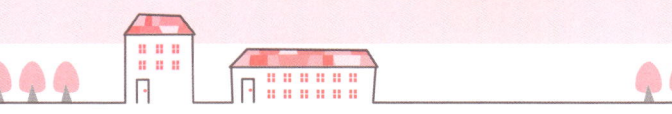

抗がん薬治療中の"痛み"とは？原因は？

がん治療に伴う"痛み"
- 点滴の抗がん薬が血管外に漏出した際には痛みを来すことはあります．基本的に抗がん薬の投与自体で疼痛が生じることはないと考えられます．
- 放射線治療では，照射部位に一致して粘膜炎や皮膚炎からの疼痛が生じます．特に頭頸部がんや食道がんなど，放射線治療により根治を目指す治療が行われる癌腫で多くみられます．
- この他，抗がん薬投与に伴うさまざまな有害事象で疼痛を伴うものが知られています（表1）．

抗がん薬以外の薬剤の副作用
- G-CSF製剤では，投与日などに骨盤などの疼痛を認めることがありますが，疼痛を副作用とする薬剤は多くはありません．

がん自体に伴う症状
- がん自体が臓器圧迫，臓器の被膜進展，消化管閉塞，骨転移による痛みを起こします．
- がんの勢いがあるときは，疼痛も増悪し，治療により勢いが治まった場合には，疼痛が落ち着くなど，病気の状況に大きく影響されます．

もともとの持病（既往症）などが影響する場合
- 既往症として腰痛があるなど，患者さんはがんに罹患する前から何らかの疼痛を持っていることが少なくありません．場合によっては定期的に鎮痛薬を内服していることもありますので，どのような既往があり，それに対してどのような鎮痛薬を内服しているかを把握することは重要です．
- がんとは別に，疼痛を伴う新たな疾患（虚血性心疾患，片頭痛，消化性潰瘍）を発症する可能性もあります．

表1　抗がん治療中の"痛み"の原因例

がんによる痛み	侵害受容体性疼痛	● 体性痛(皮膚,骨,関節,筋肉,結合組織における痛み) ● 内臓痛(食道,腸,肝臓,腎臓などにおける痛み)
	神経障害性疼痛	● 神経障害性疼痛(末梢神経,脊髄神経,視床,大脳における痛み)
がん治療に関連する痛み	抗がん薬の副作用	● 手足皮膚症候群(カペシタビン,ソラフェニブ,スニチニブなど) ● 皮膚・爪障害(セツキシマブ,パニツムマブ,エルロチニブ,ゲフィチニブなど) ● 筋肉痛・関節痛(パクリタキセルなど) ● 末梢神経障害(パクリタキセル,オキサリプラチンなど) ● 血管痛・静脈炎(ドキソルビシン,ビノレルビンなど) ● 粘膜炎(5-FU,S-1,メトトレキサート) ● 下痢(イリノテカン,S-1など) ● 帯状疱疹(脊髄抑制により生じる可能性あり) ● こむら返り(低マグネシウム血症により生じる可能性あり) ● 消化管穿孔(ベバシズマブ,イリノテカン) ● 静脈血栓塞栓症(ベバシズマブ,サリドマイド,ホルモン療法)
	その他薬剤の副作用	● 消化性潰瘍(NSAIDs,ステロイド薬) ● 便秘(オピオイド)
	その他治療の副作用	● 放射線治療による粘膜炎

いつごろに起こるか(図1)

①投与直後から数日で起こる可能性があるもの
- 点滴抗がん薬による血管炎や血管外漏出

②投与後1週間以降の期間に起こるもの
- 抗がん薬や放射線治療の副作用としての口内炎や皮膚症状,手足の腫れ,しびれなどによる痛み(副作用予防状況などにより左右される)

③特定の発症期間がないもの
- がんによる痛み(がんの病勢により大きく影響を受ける)

痛みの程度はどのように分けられているのか

　痛みを有害事象共通基準(CTCAE)で評価することは少なく,痛みのフェイススケール(図2)や,痛みを数値で評価するVAS(Visual Analog Scale)やNRS(Numeric Rating Scale)など(図3)で医療従事者は痛みの程度を評価します[1]。

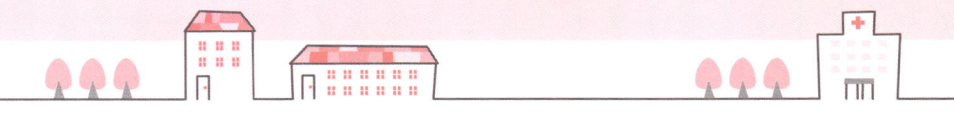

痛みは逐次変わります．毎日，定期的な時間で，痛みの起こるタイミングも考慮して質問する必要があります．

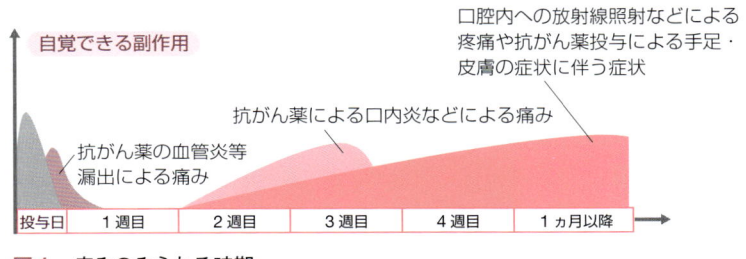

図1 痛みのみられる時期

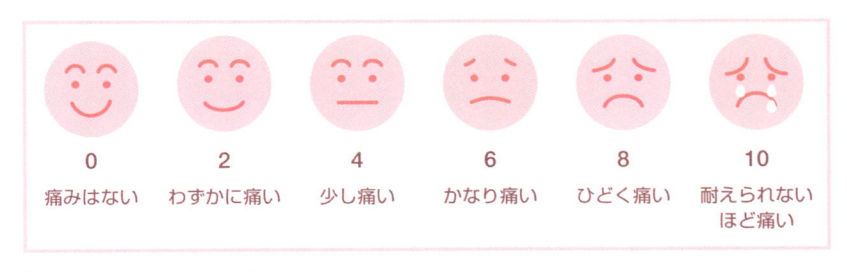

自覚できる副作用
- 抗がん薬の血管炎等漏出による痛み
- 抗がん薬による口内炎などによる痛み
- 口腔内への放射線照射などによる疼痛や抗がん薬投与による手足・皮膚の症状に伴う症状

投与日 / 1週目 / 2週目 / 3週目 / 4週目 / 1ヵ月以降

図2 痛みのフェイススケール

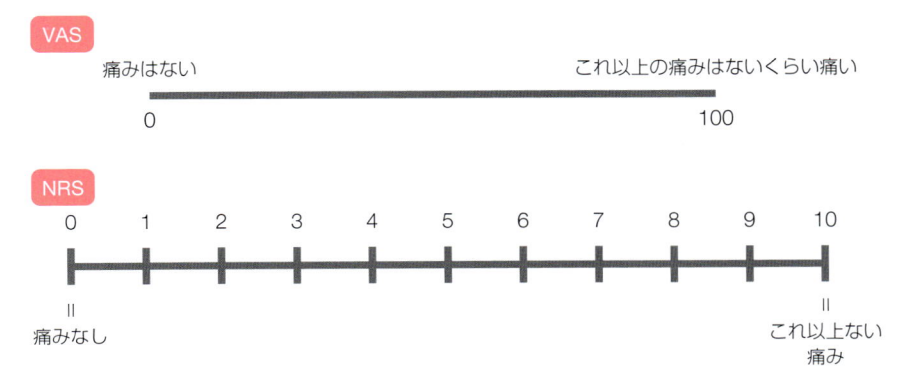

0	2	4	6	8	10
痛みはない	わずかに痛い	少し痛い	かなり痛い	ひどく痛い	耐えられないほど痛い

VAS

痛みはない ─────────── これ以上の痛みはないくらい痛い
0　　　　　　　　　　　　　　　　　　　　100

NRS

0　1　2　3　4　5　6　7　8　9　10

0＝痛みなし　　10＝これ以上ない痛み

図3 痛みの数値による評価スケール
＊患者に痛みの程度を示してもらい評価する

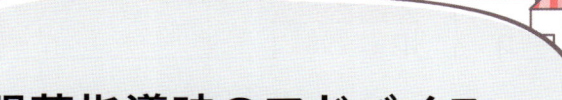

服薬指導時のアドバイス

一般的事項の確認

🏠 鎮痛薬の種類

　がん患者さんに用いる鎮痛薬は，①非麻薬性鎮痛薬（以下，非オピオイド鎮痛薬），②オピオイド，③鎮痛補助薬に大きく分類されます．

　①非オピオイド鎮痛薬（p.136，薬A）

- **弱い痛みに用いる**：アセトアミノフェン，非ステロイド性消炎鎮痛薬（NSAIDs）など．はじめは頓服で使用しますが，痛みが抑えられない場合，定期内服となります．
- 痛みが抑えられない場合，単剤ではなくアセトアミノフェンとNSAIDsを併用します．

　②弱オピオイド（p.136，薬B）

- **軽度から中等度の強さの痛みに用いる**：トラマドール，コデイン，ジヒドロコデインなど．
- オピオイド鎮痛薬は単剤ではなく，非オピオイド鎮痛薬（薬A）と併用します．

　③強オピオイド

- **中等度から高度の痛みに用いる**：モルヒネ，オキシコドン，フェンタニルなど．
- 非オピオイド鎮痛薬（薬A）もしくは弱オピオイド（薬B）で痛みが改善しない場合，それらと併用して使用します．強オピオイドには，痛みがある場合の頓服で使用する速放性オピオイド（p.137，薬C1）と，定期的に使用する徐放性オピオイド（p.137，薬C2）があります．

　④鎮痛補助薬（p.138，薬D）

- 神経障害性疼痛などを抑えるために抗うつ薬，抗けいれん薬，抗不整脈薬などの分野の異なる薬剤を併用する場合があります．

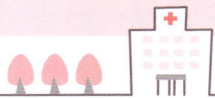

> **MEMO** 侵害受容体性疼痛と神経障害疼痛

- がんによる痛みは，その機序により侵害受容体性疼痛と神経障害性疼痛に分けられます．侵害受容体性疼痛，はさらに体性痛と内臓痛に分けられます．体性痛とは皮膚，骨，関節，筋肉，結合組織における痛みで，"体を動かすときなどに起こる，ある程度場所が決まった鋭い痛み"と表現されます．内臓痛は食道，腸，肝臓，腎臓などにおける圧迫などが原因の痛みで，"漠然とした鈍い痛み"と表現されます．神経障害性疼痛とは末梢神経，脊髄神経，視床，大脳などで生じる痛みで，神経の圧迫に伴う，"ビリッと痺れたような痛み"と表現されます．
- 一般にオピオイドは侵害受容体性疼痛に効きやすく，神経障害性疼痛に効きにくいなど，疼痛ごとに適応となりやすい薬があります．体性痛は動くときに痛みを生じる傾向があるので，動く前に鎮痛薬をのみます．これら点からも，患者さんが抱えている疼痛がどのタイプの疼痛に該当するかを吟味することが重要です．

鎮痛薬の実際の使い方

①WHO方式3段階除痛ラダー（図4）

- 鎮痛薬を使う基準となっているのがWHO方式3段階除痛ラダー（以下，WHOラダー）[2]です．この方法に従うことで8割の鎮痛効果が得られたことがラダーの根拠となっています．
- 全ての場合に段階式の対応をするものではなく，患者さん個々の臓器機能やがん治療薬との兼ね合いなどから臨機応変に対応しています．例えば，NSAIDsが使用しづらい患者さん（例：腎機能が悪い，腎機能が悪くなったら治療に支障がでる可能性がある）などもいるので，はじめから強オピオイドを使用することもあります．必ず段階を経なければ強オピオイドは使えないわけではありません．
- 3段階目以降は，強オピオイドを用いて痛みに対応していきます．

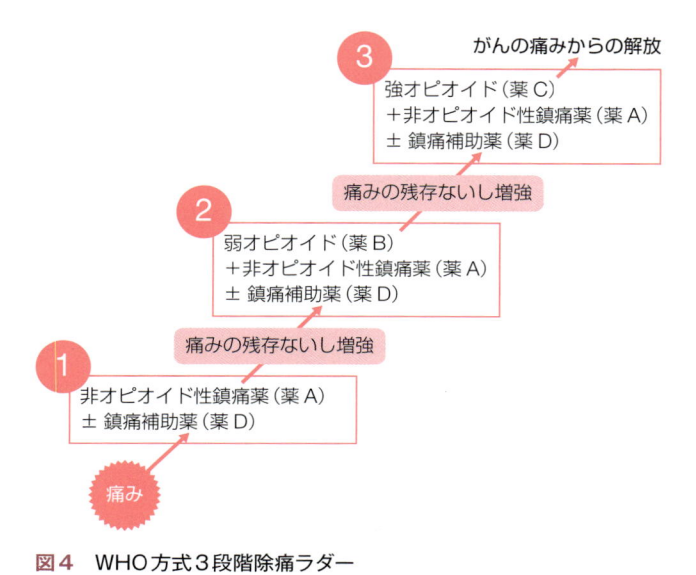

```
         3  → がんの痛みからの解放
      ┌─────────────────────┐
      │ 強オピオイド（薬C）      │
      │ ＋非オピオイド性鎮痛薬（薬A） │
      │ ± 鎮痛補助薬（薬D）      │
      └─────────────────────┘
              ↑ 痛みの残存ないし増強
        2
      ┌─────────────────────┐
      │ 弱オピオイド（薬B）      │
      │ ＋非オピオイド性鎮痛薬（薬A） │
      │ ± 鎮痛補助薬（薬D）      │
      └─────────────────────┘
              ↑ 痛みの残存ないし増強
    1
  ┌─────────────────────┐
  │ 非オピオイド性鎮痛薬（薬A）  │
  │ ± 鎮痛補助薬（薬D）       │
  └─────────────────────┘
        ↑
       痛み
```

図4 WHO方式3段階除痛ラダー

（文献2）を参考に作成）

- 弱オピオイド（薬B）のうちレペタン®などと強オピオイド（薬C1，C2）は拮抗することが考慮されることもあるため，3段階目は「非オピオイド性鎮痛薬（薬A）＋強オピオイド（薬C1，C2）±鎮痛補助薬（薬D）」となっています．

②WHO方式3段階除痛ラダーの基本原則

- WHOラダーを使用する際には以下の①～⑤の原則が存在します．いずれも患者さんの疼痛コントロールを実施するために必要なことです．定期的に使用すべき鎮痛薬を不定期にしか使用しない場合，患者さんが鎮痛薬を拒否してのんでいない場合などのノンアドヒアランスは鎮痛薬の効果を発揮させるために改善しなくてはなりません．

1) By mouth（できる限り経口的に）
2) By the ladder（WHOのラダーに従って）
3) By the clock（時刻を決めて規則正しく）
4) For the individual（個々の患者の痛みにあわせて）
5) Attention to detail（細かい配慮をする）

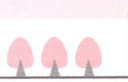

③**オピオイドは換算表(表2, 3)に沿って使用する**
- オピオイドの種類が何かしらの理由で変更となった場合, 薬の換算表をもとにして薬の量が調節されます.
- 換算表はあくまで目安とされていますが, その例を**表2, 3**に示します. 処方鑑査の際には, これらの換算表で確認することが重要です.

④**オピオイドレスキューの考え方**
- 痛みがあるときに使用する速放性オピオイド(レスキュー)は, 1時間あければ何度でも使えます.「のんだ後に1時間様子をみましょう. 効果がない場合, 1時間あけて同じ薬をのんでください. 効果が感じられないときは医師に相談してください」と伝えます.
- 一般にレスキューのオピオイド量は, ベースのオピオイドの量の1/6程度(1/4〜1/8)とされています. 投与後20〜30分程度で効果が得られ始め, 2〜3時間程度効果が持続します. ベースに対してレスキューが多かったり, 少なかったりする場合は問題です.
- 疼痛時に使用されるため, レスキューの回数は患者の痛みの自覚症状を反映しています.
- レスキュー回数が増える場合, その回数(=使用オピオイド量)を参考にベースの増量がなされます.
- 患者さんにとってはベースもレスキューも同じ鎮痛薬として考える傾向があります. 強い薬を何度も使ってはいけないと思い込み, 痛みがあってもレス

表2 オピオイド換算表

薬剤		換算比	レスキュー量換算比
モルヒネ	経口	1	1/6を目安
	坐薬	2/3〜1	
オキシコドン	経口	2/3	1/6を目安
フェンタニル	パッチ	1/100とされているが, 放出速度などを考慮した計算が複雑なので表3などの対応表を参照したほうがよい	フェンタニルのレスキューは2012年5月時点でわが国では販売されていない

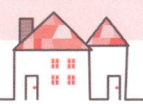

表3 レスキューを考慮した換算表の例（表2をもとに）

						徐方性オピオイド（ベース）					
経口 [mg/1日量]	モルヒネ	モルペス®, MS ツワイスロン®, MSコンチン® など		20	30	40	60	90	120	180	240
	オキシコドン	オキシコンチン®	10	15	20	30	40	60	80	120	160
	モルヒネ坐薬	アンペック®			20		40		80	120	160
経皮： フェンタニル	3日製剤	デュロテップ® MTパッチ			2.1		4.2		8.4	12.6	16.8
	1日製剤	フェントス®			1		2		4	6	8
	1日製剤	ワンデュロ®			0.84		1.7		3.4	5	6.7
ベースは適切な血中濃度を保つために食事に関係なく，定期的に時間を決めて使用していく．レスキューは1時間あけば何度でも使用可能．レスキューの回数を確認してベースを調節していく．				↓	↓	↓	↓	↓	↓	↓	↓
速放性 オピオイド （レスキュー） [mg/1回量]	モルヒネ	オプソ®		5	5	5	10	15	20	30	40
	オキシコドン	オキノーム®	2.5	2.5	2.5	5	5	10	15	20	30
	モルヒネ坐薬	アンペック®		5	5	5	5	10	10	20	20

キューを積極的に使用しないことがあります．そのため，理解を深める説明が必要です．目標は可能な限り疼痛をなくすことにあり，患者さん個々におけるオピオイド適当量を決定するためにも，この過程は重要です．

- レスキューは，前述のように間隔をあければ何度も使用できますが，3回以上の使用でベースのおよそ半分に至るので，その場合には増量を提案します．

⑤ 常に使用状況が適切であるか留意する

- 前述の通り，オピオイドの使用に際してはベースとレスキューのバランスや使用量などを常に意識し，疼痛緩和が最大限得られているかどうか留意する必要があります．

- 使用薬の種類や量，投与間隔が変更となった後には，必ずその効果を判定・評価し，以降の鎮痛方針へ反映させることが重要です．これはオピオイドの増量時にのみ当てはまるものではありません．過量なオピオイドの投与で後

述する副作用などを生じさせないための適切な減量・調節を考えるうえでも重要です．

⑥増量・減量は慎重に行う
- オピオイドは，痛み，レスキュー回数，有害事象に合わせて増量，減量します．急な増量や減量をしてはいけません．
- 通常，増量は換算表（**表3**）などに合わせて20〜50％ずつ行い，減量は20〜30％ずつ行われています．急な増量は有害事象のリスク，急な減量は退薬症候（震え，いらいら，下痢，腹痛など）を起こします．いつものんでいる2倍量をのむことや，急にオピオイドをやめることは絶対にしないように説明します．

🌸 鎮痛薬の有害事象とそれに対する支持療法薬

鎮痛薬を使用する際には以下に示すような有害事象が発現することがあるので，その場合には主治医に相談が必要です．

①非オピオイド鎮痛薬の有害事象
- NSAIDsを用いる際には消化性潰瘍の可能性が高くなるので，プロトンポンプ阻害薬などの胃薬を併用します．
- 腎血流の低下から腎機能障害を来します．特に脱状態での使用や腎毒性を持つ他の薬剤と併用する際には注意します．
- アセトアミノフェン使用時は肝障害の出現にも注意します．

②オピオイドの有害事象
- **悪心**：特にのみ始めの1〜2週間以内に生じる頻度が高い症状です．耐性が生じ，症状は経時的に改善することが知られています．悪心を感じることで患者さんがオピオイドを止めてしまう場合もあります．オピオイドのアドヒアランスを向上させるためにも，生じる時期など吐き気止めに関する説明が必要です．脳のCTZ（化学受容器引き金帯：薬によって刺激されると嘔吐を引き起こすよう脳へ情報伝達される）が刺激されることで悪心がおこりうるため，のみ始めの1週間程度，ドパミンD_2遮断薬（プロクロルペラジン）などの吐き気止めを併用することがあります．

- **便秘**：オピオイドにより腸管の輪状筋の収縮が起こり，蠕動運動の抑制や肛門括約筋の弛緩低下により便秘になります．オピオイドを定期的に使用すると便秘傾向になる可能性が非常に高いので，緩下薬（酸化マグネシウム，センノシドなど）を定期的に使う必要があります．
- **眠気**：オピオイドによる眠気は，オピオイド開始時もしくは増量時に出現することが多いですが，数日以内に耐性が生じ，軽減もしくは消失するとされています．そのため，数日経過しても強い眠気がある場合は，感じている眠気を医師に相談することを勧めます．眠気の主訴が強い場合，通常，眠気をとる薬の積極的な使用ではなく，オピオイドの用量調節もしくは他のオピオイドへの変更が行われます．なお，モルヒネを使用している腎不全患者および血液透析患者で，モルヒネ-6-グルクロニドが蓄積することで傾眠，意識障害，もしくは呼吸抑制が起きたとの報告[3]もあるので注意が必要です．
- **排尿困難**：抗コリン作用により，排尿障害が生じる可能性があります．タムスロシン，ベタネコール，ブラゾシンなどが使用されます．
- **その他**：せん妄や呼吸抑制などの症状が現れることがありますが，対症療法は症状に合わせたものが必要ですので主治医へ連絡します．

③**鎮痛補助薬の有害事象**

- 鎮痛"補助薬"といえども有害事象はあります．
- 有害事象はその薬の薬理効果によります．例えば，抗けいれん薬では眠気を生じます．抗うつ薬では眠気，口渇感，尿閉が，抗不整脈薬では悪心などの消化器症状が生じます．
- 対応としては，それぞれに合わせた支持療法薬が使用されますが，眠気を改善するのは困難です．

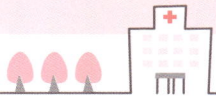

痛みに対する処方例

- Red Flag（p.122）に該当しない場合の，対症療法的な内服薬の使用例を紹介します．
- 痛みに対する薬は，症状を緩和するために処方されていますので，定期的な痛みの評価と，痛み止めの調節が必要です．そのため，痛みを我慢せずに医師をはじめとする医療従事者に伝えるようにしっかりと説明する必要があります．
- 改善がない場合や Red Flag に該当する症状が出現した場合は，医療機関への相談が必要です．

Rp.1 初期の痛みに対する処方（WHO方式除痛ラダーの第一段階）

カロナール®錠200 mg	1回2錠　1日3回
またはロキソプロフェンNa錠60 mg	1回1錠　1日3回

Rp.2 Rp.1で改善しない痛みへの処方（WHO方式除痛ラダーの第二段階）

オキノーム®散2.5 mg	1回1包　痛いとき
または	
オプソ®内服液5 mg	1回1包　痛いとき

Rp.3 短時間作用型オピオイドで対応が困難な場合の処方（持続性の医療用麻薬の使用）（WHO方式除痛ラダーの第三段階）

モルペス®細粒10 mg	1回1錠　1日2回　12時間ごと

Rp.4 医療用麻薬開始時に伴う有害事象への支持療法

- 吐き気

ノバミン®錠5 mg	1回1錠　1日3回　毎食前

- 便秘

マグラックス®錠330 mg	1回1錠　1日3回　毎食後

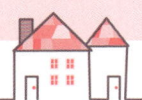

患者さんへの指導ポイント

🌸 薬についてのアドバイス

- がん性疼痛とそれ以外の痛みは，原則として同様に対応します．鎮痛薬に関しては，がん性疼痛とそれ以外の痛みに同様の鎮痛薬を使用します．ただし，抗がん薬の有害事象による痛みへは，鎮痛薬以外の支持療法薬が必要となります．

    (例)手足皮膚症候群：ステロイド軟膏，口内炎；キシロカインうがい液など

- いったん鎮痛薬を使い始めると止められないというイメージを持つ患者さんもいます．使い始めた鎮痛薬は，止められないわけではありません．治療などにより疼痛が改善した場合は使用を終了できることを説明します．
- オピオイドの服薬指導時には，**表4**に示すようなことを説明しましょう．

🌸 薬以外のアドバイス

- "痛み"が重篤な状況を示唆するサインであることは多々あります．普段と異なる痛みや強い痛みが生じた場合は，医療機関に相談することが好ましいと説明しましょう．
- 治療に伴う痛みが重篤な場合は，抗がん薬を休薬する場合もあります．また，がんが存在する部分に一致して疼痛が強くなってくるような場合は，がん自体が増悪している可能性もあります．これらの場合，今後の対応について医師と相談する必要があるでしょう．

表4　オピオイドの服薬指導時のアドバイス例

- 適切に使用することで精神依存（中毒）にならない．
- オピオイドは痛みの治療が目的であり，がんの悪化が理由ではないこと
- 「麻薬」という言葉に対する不安や恐怖がある場合，誤解を解くこと
- オピオイドの適正使用方法（定期内服，頓服，貼り薬）
- オピオイドを使用する際の主な副作用（悪心，便秘，眠気）と支持療法薬
- 他人にあげない，子どもの手の届かないところに保管する．
- オピオイドを所持して海外へ渡航する場合には書類が必要なので主治医に早めに相談すること

MEMO　オピオイドを定期的に服用することの大切さ

　定期的に使用する徐放性オピオイド（ベース）は，食事に関係なく定期に内服します．食事の間隔は一定とは限りません．例えば，朝9時に朝食，昼12時に昼食，夕方7時に夕食を摂る場合，その時間間隔は朝→昼3時間，昼→夕7時間，夕→朝14時間となります．つまり，食事を基準とした内服では服用時間が不規則になります．徐放性オピオイドを用いる際に重要なのは血中濃度を保ち，有害事象の発現を抑えることです．そのためには，1日2回であれば12時間ごと．例えば，12時間ごとであれば朝8時，夜20時の内服が挙げられます．例外としては，口内炎による痛みが原因による食事の摂取困難へ速放性オピオイドを食時前30分程度に内服することがあります．

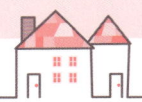

痛みに用いる薬剤

薬A 非オピオイド鎮痛薬

アセトアミノフェン (GE)

カロナール® 錠200，300mg/細粒20，50%/シロップ20mg/mL
ピリナジン® 末
アセリオ® 静注液1,000mg

特徴/注意点
- 胃潰瘍，腎障害があるときの第1選択．投与量が多いときは肝障害に注意
- NSAIDsと異なり抗炎症作用はないが，解熱作用がある
- 1日の最大投与量は4,000mgまで使えるとされているが，大きな規格がないので増量すると内服量が多くなる🚩
- 解熱薬としても使用されるので，痛みがなくとも発熱時に使用してもよい🚩
- 静注液剤は，内服または坐薬投与が困難な場合に投与を考慮する🚩
- 薬B，C1，C2，Dと併用開始の場合，いままでのんでいたこの薬をのまなくなってしまうので注意する🚩

● NSAIDs

ロキソプロフェン (GE)
ロキソニン® 錠60mg/細粒10%

ナプロキセン (GE)
ナイキサン® 錠100mg

エトドラク (GE)
ハイペン® 錠100，200mg

メロキシカム (GE)
モービック® 錠5，10mg

ジクロフェナク (GE)
ボルタレン® 錠25mg/SRカプセル37.5mg/サポ12.5，25，50mg

特徴/注意点
- 有害事象に粘膜障害，腎障害があるので使用時に注意
- 胃粘膜障害は消化器系がん患者やステロイド併用時は特に注意
- 骨転移痛に有効とされている
- ジクロフェナクは坐薬があり，効果も強いが消化性潰瘍のリスクに注意
- NSAIDs継続内服時は，胃粘膜保護薬を併用する🚩
- 解熱薬としても使用されるので，痛みがなくとも発熱時に使用してもよい🚩
- 薬B，C1，C2，Dと併用開始の場合，今までのんでいたこの薬をのまなくなってしまうので注意する🚩

薬B 弱オピオイド鎮痛薬（弱麻薬性鎮痛薬）

コデイン
リン酸コデイン® 錠20mg/末/散10%

トラマドール
トラマール® カプセル25，50mg

ブプレノルフィン
レペタン® 坐薬0.2，0.4mg

特徴/注意点

- ブプレノルフィンはμ受容体と拮抗するので強オピオイドとは併用しない
- 有効限界がある
- 副作用として眠気，便秘，悪心などがあるが，強オピオイドと比較して軽度
- コデインリン酸塩は5〜15%が肝臓でモルヒネに代謝されて鎮痛効果を発揮する
- コデインリン酸塩は一般に鎮咳薬として汎用される
- モルヒネ：トラマドール＝0.2：1の換算比であり，徐放製剤ではないので1日4回使用
- 痛みに合わせて弱オピオイドを使用せずに第3段階に移行してもよい▶
- コデインの20％量がモルヒネの量の換算となる▶

薬C 強オピオイド

特徴/注意点

- ベース，レスキューは換算表（表2，3）に従い使用していく
- 換算比→モルヒネ：オキシコドン＝3：2
- 腎機能障害時のモルヒネの使用は代謝物であるM6Gが蓄積し，鎮静，傾眠，呼吸抑制が生じやすい
- 吐き気などの有害事象対策を事前に確認する▶
- 腎機能低下時にはオキシコドンを選択する▶

薬C1
速放性強オピオイド（レスキュー）

モルヒネ

オプソ® 5mg，10mg
塩酸モルヒネ 錠10mg
（アンペック® 坐剤10，20，30mg）

オキシコドン

オキノーム® 散2.5，5，10mg

特徴/注意点

- レスキュー量はベースの1/6（1/8〜1/4）が目安
- 1時間あければ何回でも使用できる
- 回数が4回以上になった場合，ベース量増量を考慮▶
- オキノーム®は水に溶かして使用できる▶

フェンタニル

イーフェン® バッカル錠50，100，200，400，600，800μg
アブストラル® 舌下錠100，200，400μg

特徴/注意点

- 2013年10月に発売された，口腔粘膜より吸収されるフェンタニルの速放性製剤
- 使用開始の際は，用量調節が必要とされ，開始期・用量調節期・維持期ごとに投与量設定フローが異なるため，注意が必要▶
- 使用の対象患者は，強オピオイド（モルヒネ・オキシコドン・フェンタニル）の定時投与で持続痛がコントロールされている患者と規定されている▶

薬C2
徐放性強オピオイド（ベース）
● 経口薬

モルヒネ

モルペス® 細粒2，6％
MSツワイスロン® カプセル10，30，60mg
MSコンチン® 錠10，30，60mg など

オキシコドン

オキシコンチン® 錠5，10，20，40mg

特徴/注意点

- 食事に関係なく定期的に使用する（1日2回の場合は12時間ごと）
- 製剤的加工がされているので粉砕，脱カプセルは不可
- オキシコンチンは便中に錠剤の抜け殻（ゴーストピル）が排泄されることがある．体内で錠剤中のオキシコンドンが溶出し，吸収された後の抜け殻なので，鎮痛効果に影響はない．
- モルペスは乳製品に懸濁して使用できるので，胃瘻から使用する場合は水ではなく，乳製品に懸濁して使用する
- 不定期な使用は，痛みのコントロール悪化，有害事象増強につながる
- ベースに合わせたレスキューを使用し，回数が4回以上の場合は痛みの再評価が必要

● 貼付薬

フェンタニル

【3日製剤】
デュロテップ®MT パッチ2.1，4.2，8.4，12.6，16.8mg

【1日製剤】
フェントス® テープ1，2，4，6，8mg

ワンデュロ® パッチ0.84，1.7，3.4，5，6.7mg

特徴/注意点

- 肝代謝
- 定常状態に至るまで時間がかかり，また，血中濃度がばらつくためにパッチによる痛みコントロールではなく，必要モルヒネ量に対応したパッチを選択する
- 貼り付ける部位は胸部，腹部，上腕部，大腿部
- パッチに記載の数値はフェンタニルの用量を直接表したものではないので，量の換算は対応表（表3）などを参考にする
- 72時間ごともしくは24時間ごとの定期的な貼付の説明
- 同一部位への連続貼付は避ける
- 傷や体毛部は避け，石鹸，ローション，アルコールは使用しない（吸収が変化するため）
- 熱で放出が多くなるので熱源（電気毛布，こたつなど），高温入浴を避け，発熱時は吸収が高まってしまうため医師に伝える
- 交換時に入浴することが勧められている
- パッチは半分に切って使用しない
- 剥がれてしまって粘着力がない場合はパッチの縁を絆創膏などで固定する

● 坐剤

モルヒネ

アンペック® 坐剤10，20，30mg

特徴/注意点

- ベースでもレスキューでも使用できる
- 5mgの処方の場合，10mgのものを半分に切って使用することがある

鎮痛補助薬

● 抗けいれん薬，末梢性神経障害性疼痛治療薬

ガバペンチン

ガバペン® 錠200，300，400mg/シロップ5%

カルバマゼピン

テグレトール® 錠100，200mg/細粒50%

バルプロ酸 GE

デパケン® 錠100，200mg/R錠100，200mg/細粒20，40%/シロップ5%

プレガバリン

リリカ® カプセル 25, 75, 150 mg

特徴／注意点
- 電撃痛, 痺れに効果があるとされるが有害事象として眠気がある
- 中止の際には離脱症状に注意
- プレガバリンは抗けいれん薬ではないが, ガバペンチンに類似した構造を持つ末梢神経障害改善薬. GABA神経系への効果がなく, 帯状疱疹後神経疼痛やオキサリプラチンによる痺れに効果を示していることから, 鎮痛補助薬としての使用頻度が高くなっている
- ガバペンチンは制酸薬との併用でAUCが20%低下, モルヒネとの併用でAUC44%上昇
- バルプロ酸は肝障害に注意. また, 薬剤相互作用もあるので, 他の薬剤との併用に注意
- カルバマゼピンはCYP3A4で代謝される. また, CYP3A4を誘導する 🚩

● **抗うつ薬, 抗不安薬**

アミトリプチリン

トリプタノール® 錠 10, 25 mg

アモキサピン

アモキサン® カプセル 10, 25 mg, 50 mg／細粒 10%

ジアゼパム GE

セルシン® 錠 5, 2 mg／散 1%／シロップ 0.1 mg/mL

特徴／注意点
- 抗うつ薬は三環系抗うつ薬を用いる
- 抗うつ薬は痺れに, ジアゼパムは筋けいれんに効果があるとされる
- 抗コリン作用（口渇, 排尿障害）, 眠気, ふらつき, 転倒に注意

● **抗不整脈薬**

メキシレチン GE

メキシチール® カプセル 50, 100 mg

特徴／注意点
- 神経障害性疼痛に効果があるとされる
- 消化器症状がある

● **ステロイド**

デキサメタゾン

デカドロン® 錠 0.5 mg

ベタメタゾン GE

リンデロン® 錠 0.5 mg／散 0.1%

特徴／注意点
- 骨転移, 頭蓋内圧亢進に伴う痛みに有効とされる
- 有害事象に不眠があるので夕方以降の内服を避ける
- 消化性潰瘍のリスクがある

9. 口内炎

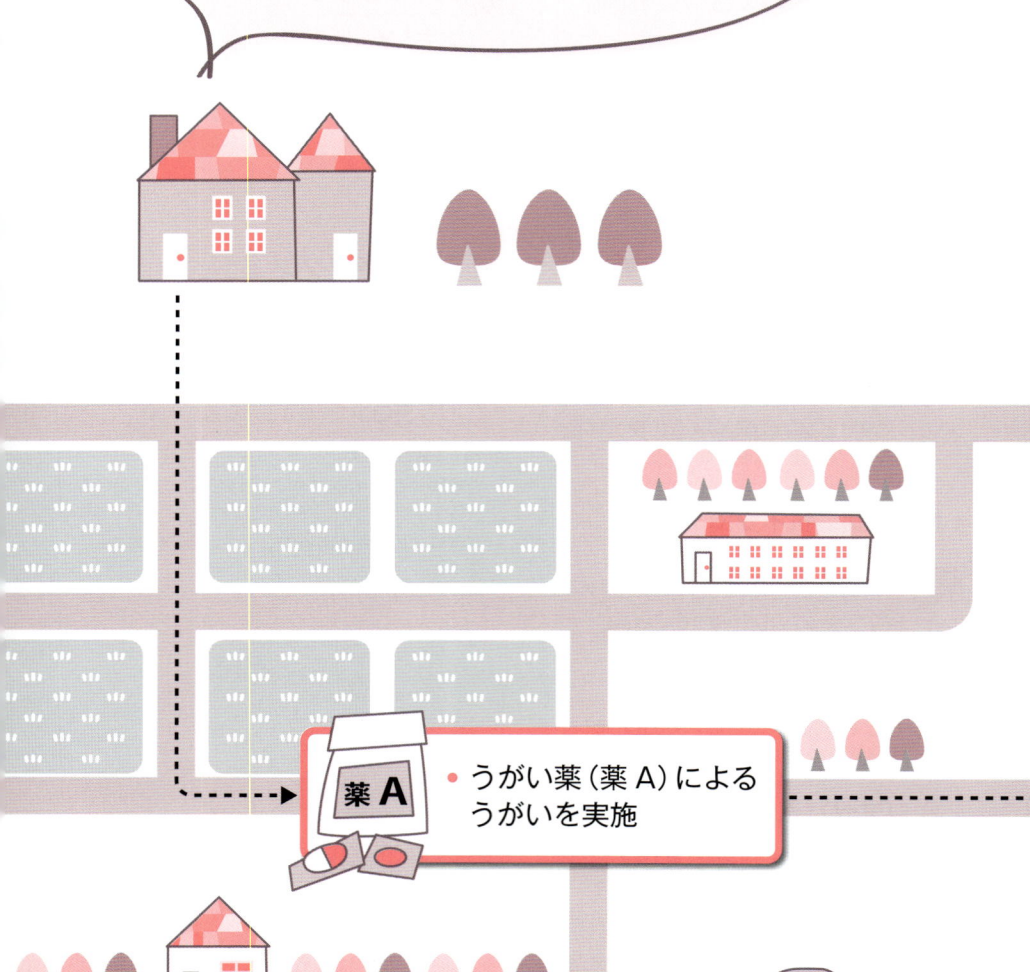

薬A

- うがい薬(薬A)による うがいを実施

➡薬Aはp.155参照

⇢ **該当する場合はすぐ連絡を!!**

🚩 Red Flag (→ p.144)

- ✓ 口内炎が広範囲で，疼痛などで十分な経口摂取が困難（CTCAE ver 4.0，WHOいずれもグレード3以上）
- ✓ 広範囲の口内炎に発熱や悪寒などを伴う

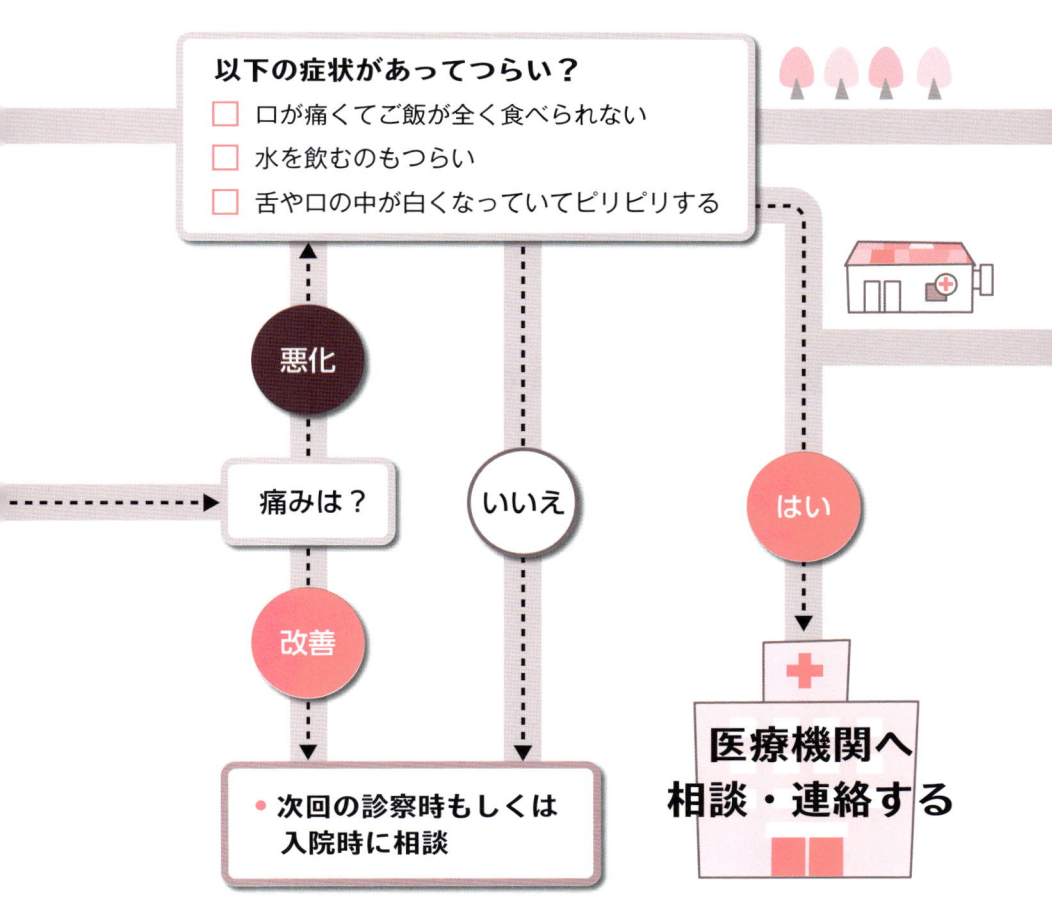

以下の症状があってつらい？
- ☐ 口が痛くてご飯が全く食べられない
- ☐ 水を飲むのもつらい
- ☐ 舌や口の中が白くなっていてピリピリする

悪化 ↑

痛みは？

改善

いいえ

はい → **医療機関へ相談・連絡する**

- 次回の診察時もしくは入院時に相談

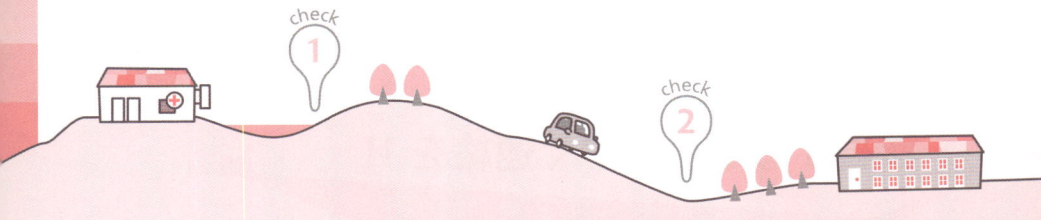

口内炎対策

check 1　患者さんと話す際に確認しよう

- 口内炎の重症度は選択された治療により異なる（p.145参照）．
- 抗がん薬によりリスクが異なる（p.149 表2参照）．
- 放射線治療を併用している場合，口内炎は広範囲に広がり，発症期間も長い．そのため安易なステロイド外用薬の使用は口腔内カンジダを悪化させるので，基本的に使用しない（p.147参照）．
- 原疾患の歯周病などが抗がん薬による骨髄抑制により悪化する可能性があるので，口内炎が持続する，もしくはリスクが高い治療前には歯科医師の介入が必要（p.147参照）．

check 2　患者さんに薬の説明をする前に理解すること

- 口内炎とは限局的な潰瘍だけではない（p.144参照）．
- 口内炎へ使用する薬を理解する（p.155参照）．
- 鎮痛薬はWHO方式3段階除痛ラダーに従って使用する（p.128参照）．

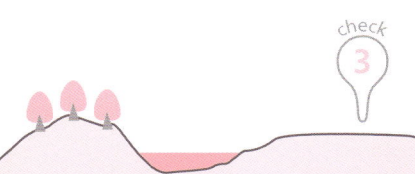

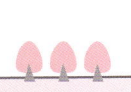

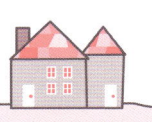

のチェックポイント

check 3　実際に服薬指導をする際の注意点

- 口内炎ができた場合の食事などのアドバイスを説明する（p.153参照）．
- うがい薬が処方されている場合，そのつくり方を確認する（p.155参照）．
- 放射線治療を併用している場合，徐々に口内炎が生じ，悪化するので，事前に口腔ケア，うがいを実践することを説明する（p.150参照）．
- 抗がん薬の副作用による口内炎が重症の場合，抗がん薬の用量の減量や治療の延期がされることがあるので，対策を理解し，正しい薬の使い方を説明する．
- 抗がん薬による口内炎はQOLの低下，摂食困難，脱水を来し，栄養状態や病態の悪化につながるので食事に影響を来す場合には電話連絡する．
- 二次感染の可能性もあるので，注意喚起を実施（p.147参照）．

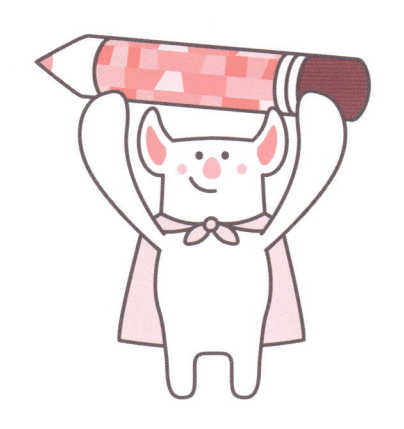

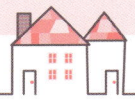

口内炎を知ろう！

> どのような「口内炎」が怖いのか
> ～どんなときに病院に連絡すればよいのか～

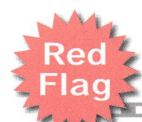

Red Flag この項目に該当したらすぐ対応!!!

▶ **口内炎が広範囲におよび，疼痛などで十分な経口摂取が困難（CTCAE ver 4.0，WHO いずれもグレード3以上）**
- 点滴などの非経口的な介入が必要です．抗がん薬を内服中などの場合は，治療の休止についての判断も行う必要があります．

▶ **広範囲の口内炎に発熱や悪寒などを伴う**
- 粘膜のバリアが破綻したことから，口腔内の細菌などによる感染症の合併が疑われます．

＊この他にも，「意識の状態が悪い」や「呼吸が荒い，回数が多い」など，身体の状態が悪い，明らかにいつもと違う，と感じられる場合は，医療機関への連絡・受診が適切です．

抗がん薬治療中の"口内炎"とは？原因は？

- 一般的な口内炎のイメージは，口腔粘膜の限定的な潰瘍だと思われますが，これは厳密には口腔粘膜炎と呼ばれるものです．口内炎は口腔粘膜炎に加えて粘膜，歯列，歯根尖周囲，および歯周組織などの口腔組織にみられる全ての炎症状態を指す広義の用語です[1]．
- 口内炎は痛みを伴いますので，QOLの低下，摂食困難，脱水を来し，栄養

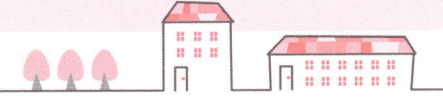

状態や病態の悪化につながります．

- 抗がん薬の治療中には，さまざまな原因で口腔内の粘膜が障害され，"口内炎"の状態になることがあります．また，抗がん薬自体の副作用によるものもあれば，それ以外の原因で生じるものもあります（図1）．

🌸 抗がん薬投与に伴う"口内炎"

- 抗がん薬の中には，口内炎を起こしやすい薬剤があります．
- 抗がん薬の粘膜における細胞障害による直接的な粘膜損傷です．重篤な場合，抗がん薬の減量や治療の延期につながることがあります
- 表1に口内炎の頻度が高い抗がん薬を示します．副作用が比較的少ないと考えられている分子標的薬であっても口内炎は高頻度です．特にmTOR阻害薬（エベロリムス，テムシロリムス）で発症頻度は高頻度です．ほかにもチロシンキナーゼ阻害薬（スニチニブ），EGFR阻害薬（パニツムマブ，セツキシ

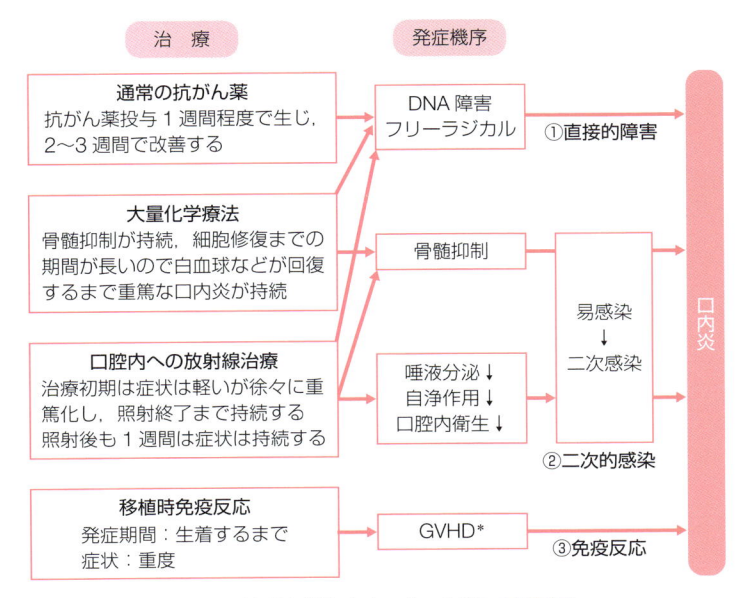

図1 抗がん薬治療中の"口内炎"の原因例
＊GVHD：移植片対宿主病

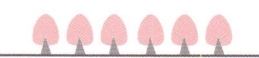

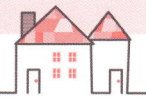

表1 口内炎を起こしやすい抗がん薬の例（単剤使用時）

分類		一般名	主な商品名
細胞障害性薬	代謝拮抗薬	5-フルオロウラシル系	5-FU，S-1，ゼローダ®，フトラフール®
		メトトレキサート	メソトレキセート®
		シタラビン	キロサイド®，スタラシド®
		ヒドロキシカルバミド	ハイドレア
	アルキル化薬	シクロフォスファミド	エンドキサン®
		イホスファミド	イホマイド®
		メルファラン	アルケラン®
	プラチナ系薬	シスプラチン	ランダ®，ブリプラチン®
		カルボプラチン	パラプラチン®
	タキサン系薬	ドセタキセル	タキソテール®
		パクリタキセル	タキソール®
	トポイソメラーゼ阻害薬	イリノテカン	カンプト®，トポテシン®
		エトポシド	ベプシド®，ラステット®
	アンスラサイクリン系薬	ドキソルビシン	アドリアシン®
		エピルビシン	ファルモルビシン®
		ダウノルビシン	ダウノマイシン®
		ミトキサントロン	ノバントロン®
	抗菌薬	ブレオマイシン	ブレオ®
		アクチノマイシンD	コスメゲン®
	ビンカアルカロイド系薬	ビンクリスチン	オンコビン®
分子標的薬	mTOR阻害薬	エベロリムス	アフィニトール®
		テムシロリムス	トーリセル®
	HER2阻害薬	トラスツズマブ	ハーセプチン®
	チロシンキナーゼ阻害薬	スニチニブ	スーテント®
	VEGF阻害薬	ベバシズマブ	アバスチン®
	EGFR阻害薬	エルロチニブ	タルセバ®
		セツキシマブ	アービタックス®
		パニツムマブ	ベクティビックス®

―― は内服薬として処方されることがある抗がん薬

マブ，エルロチニブ），VEGF阻害薬（ベバシズマブ）においても口内炎の頻度が高いので，"分子標的薬だから口内炎は起こらない"とは言えず，注意が必要です．

🌸 抗がん薬以外の薬剤や治療による副作用
①頭頸部領域への放射線治療の副作用
- 頭頸部がんの治療では，放射線治療が重要な役割を担います．
- 口腔内の粘膜は広く照射範囲に入るため，口内炎はほぼ必発といえます．
- 特に抗がん薬と併用する場合（化学放射線療法）は，重篤な口内炎の割合が増加します．

②口腔内感染症
- 口内炎は口腔組織の感染症によっても生じます．
- 粘膜のバリアが破綻している状態であり，抗がん薬治療などによる骨髄抑制もしくは唾液分泌低下による易感染状態も相まって，口腔内の細菌による2次的な感染が生じます．
- 真菌やウイルスが原因となることもあります．
- カンジダ性口内炎は，カッテージチーズのような白苔が舌などに広がるので外観的に比較的わかりやすいです．
- ヘルペス性口内炎は，単純ヘルペスウイルスによる感染で小水泡の形成から始まり，破れることで潰瘍を形成します．白血球数が低い期間が長く続くときや，頭頸部がんでの放射線治療中などに多く生じます．

③その他
- 骨髄移植時の免疫作用（移植片対宿主反応：GVHD）により，重篤な粘膜炎が生じますが，保険薬局で対応を行うことは少ないと思われます．
- 厳密には口内炎ではありませんが，歯性感染症と呼ばれるものもあります．抗がん薬による骨髄抑制により，もともとあった虫歯や歯周炎などが悪化して歯茎の腫れや痛みを生じます．

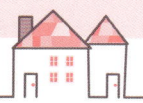

④口内炎のリスク因子

- 前述の通り，治療そのもの（骨髄抑制を長期間来すか，放射線を口腔内に照射するか）が口内炎リスクとなります．
- 口腔内衛生不良（感染症が誘発されるため），免疫力低下を来す合併症の存在（糖尿病，高齢者，ステロイド長期使用症例），低栄養（免疫力低下につながるため），喫煙（口腔内血流量低下，免疫力低下，口腔内衛生不良）が挙げられます．
- 患者さんがどのような治療を受けているか，どのような背景をもっているかを正しく把握することが重要です．

いつごろに起こるか(図2)

①投与直後から数日で起こる可能性があるもの

- 口内炎が生じる時期はその機序により異なりますが，治療開始直後に生じることはまれです．いずれの治療においても，通常は治療開始後1週間程度経過してから生じることが多いです．

②投与後10日〜2週間程度の期間に起こるもの

- 通常は，投与後2〜3週間で改善するケースが多いですが，抗がん薬の投与周期に回復が追いつかず，口内炎が改善しないまま次の抗がん薬投与がされることもあります．
- 頭頸部がんに対する放射線治療では，特に治療後半から終了直後は粘膜炎が常に存在する状態で治療を継続するような状況になります．

③1ヵ月半後，持続した期間に起こるもの

- 放射線治療では，照射中に徐々に生じ，照射終了数週間までその症状が持続します．つまり，"放射線治療による口内炎は日焼けのように徐々に出てきて照射が終わった後も週単位で続きます"．

④特定の発症期間がないもの

- 他の疾患の可能性が考慮されます．
- 入れ歯が合わないなどの理由で口内炎が起こることがあります．

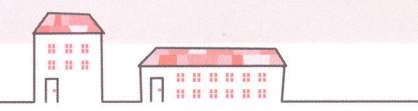

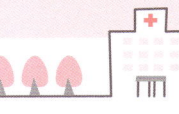

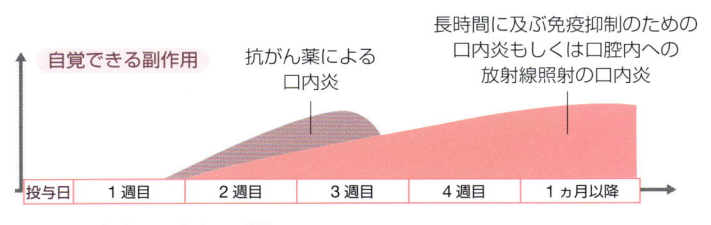

図2 口内炎のみられる時期

表2 口腔粘膜炎のグレード評価

評価法＼グレード	0	1	2	3	4	5
WHO	症状なし	●疼痛±粘膜紅斑	●粘膜紅斑・潰瘍 ●固形食摂取可	●広範な粘膜紅斑・潰瘍 ●流動食のみ	●経口摂取不可	―
NCI-CTCAE ver 4.0	―	●症状なし，または軽度の症状 ●治療不要	●中等度の疼痛 ●経口摂取に支障なし ●食事の変更を要する	●高度の疼痛 ●経口摂取に支障あり	●生命を脅かす ●緊急処置を要する	死亡

（文献2）より作成）

口内炎の程度はどのように分けられているのか

- 有害事象共通基準（CTCAE）ver 4.0やWHOの指標では，口内炎の程度を**表2**[2]のように定義しています．医療従事者はこの基準で口内炎の程度を評価します．
- 口内炎の程度に幅があることはあまり知られていません．外来で抗がん薬を点滴している患者さんは「3日くらい口内炎があって痛かったけど気が付いたらよくなった」と言いますし，口腔内へ放射線を継続して照射している患者さんは「痛くてつばを飲み込むのがつらくてしょうがない，ご飯が食べられるのはずいぶん後になるのがつらい」とよく訴えます．これは受けている治療，抗がん薬の種類や放射線治療の有無により異なるからです．

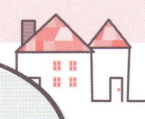

服薬指導時のアドバイス

一般的事項の確認

🍓 **うがい（含嗽）**

- うがいはガラガラうがいではなく，口の中にいきわたるようにする．また，口内炎の痛みがある場合は，そこに浸すようにぶくぶくうがいをする．
- うがいは何回でもしてよいので積極的にすることを説明する．

  ①うがいの仕方　〜ぶくぶくうがい〜
- 口腔内の洗浄もしくは鎮痛を目的としたうがい薬が処方されている場合，咽頭・喉頭部の「ガラガラうがい」ではなく，アズレンスルホン酸やリドカインなどの薬剤が口の中に十分にいきわたるような「ぶくぶくうがい」を推奨します（図3）．
- 咽頭や食道に生じる粘膜炎には有効なうがい方法がないため，オピオイドを用いた全身に効果のある鎮痛薬などで症状の緩和を実践します．

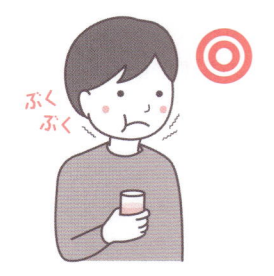

口の中にいきわたるように長くうがいをする

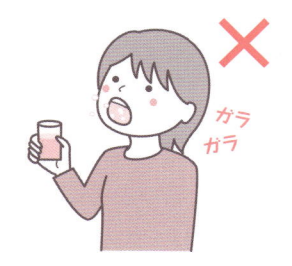

のどをうがいするだけのはよくない

図3　口内炎に対する適切なうがいの方法

② うがい回数

- うがい回数は1日5回と指示がされる場合が多いのですが，それ以上の回数を実践しても問題ありません．
- うがいは感染予防にもつながり，口腔内の湿潤にもなりますので，積極的な実践を励行します．
- 1日10回でも，気になる場合はどんどんしてもらうのが大切です．

🌸 鎮痛薬

- 処方された鎮痛薬は痛みを緩和することが目的なので，我慢せずに積極的に使いましょう．
- 痛みの変化があった場合は医師に伝えます．特に経口摂取に影響がある場合には早めに相談しましょう．

🌸 その他

- 口腔内ケアについて，病院で指示を受けた場合，うがい，ブラッシングを定期的に行い，口の中をできるだけ清潔に保ちましょう．
- 口内炎が重症になるような治療法を受ける場合には，事前に歯科医師や看護師から口腔ケアの説明がなされています．
- 国際がんサポーティブケア／国際口腔腫瘍学会（MASCC/ISOO）によるガイドライン[3]には，口内炎へ有効な薬がないことから口腔衛生を保つような口腔ケアの実践が重要であると記載されています．
- 口腔ケアは歯科医師，歯科衛生士，看護師により，その方法について説明されています．本項では詳細を記載しませんが，病院で指示を受けたブラッシングまたはうがいの実践などの口腔ケアのアドヒアランスを向上させるように薬剤師が指導を行うことは重要です．

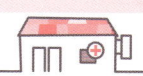

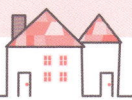

口内炎に対する処方例

Rp.1 グリセリンによる保湿とキシロカインによる鎮痛を目的とした処方

アズノール®うがい液 1回25滴 うがいを1日4～5回実施する（キシロカイン液：5～10mL＋グリセリン液：60mLに精製水を入れて合計500mLの含嗽液をつくる）

＊含嗽は何度でも実施してよい

Rp.2 感染症合併時の抗菌薬処方

- 細菌感染 → 嫌気性菌にも効果のある抗菌薬
- 真菌感染 → 抗真菌薬（局所塗布もしくは内服）
- ヘルペス → 抗ウイルス剤

Rp.3 必要に応じて用いる処方例

- 唾液分泌促進薬：ピロカルピン
- 粘膜保護薬としての内用液：スクラルファート
- 口唇の乾燥への外用薬：白色ワセリンもしくは市販のリップクリーム

＊鎮痛薬に関する処方はp.133「痛み」の項目を参照してください．

患者さんへの指導ポイント

薬についてのアドバイス

①うがい液の中の鎮痛薬としてのリドカイン液

- リドカイン液が含まれているとリドカイン中毒などの悪影響を危惧することがありますが，リドカインうがいをして有害事象を来したとの報告は今のところありません．口腔内の痛みがある場合は使用してよいことを説明します．
- リドカイン液の量は全量500mLに対して5～10mL程度の量で十分であり，それ以上は使用しても意味がありません．リドカインうがいで痛みが改善し

ない場合は積極的に内服の鎮痛薬を使用すべきなので，医師に伝えるように説明します．

②口内炎への鎮痛薬
- 積極的に鎮痛薬を使用するのは，根治目的の治療において治療の強度を保ちたい場合です．
- 大半の抗がん薬治療においては，グレード2～4の口内炎の発症がある場合に抗がん薬の延期や減量がなされます．
- 口内炎に伴う痛みに用いる薬として，表面麻酔のリドカイン液を含んだうがい液と鎮痛薬があります（リドカインうがい液の使い方は前述の通りです）．用いられる鎮痛薬としてはアセトアミノフェン，NSAIDs，オピオイドが挙げられます．
- 鎮痛薬の使用方法はがん性疼痛と同様にWHOラダーに従った方法をとります（p.127「痛み」参照）．
- がん性疼痛ではなく，口内炎に対してオピオイドを使うことに抵抗を感じるかもしれませんが，一般の口内炎と異なり，抗がん薬の副作用である口内炎はQOLの低下，摂食困難，脱水を来し，栄養状態や病態の悪化につながります．口内炎が重症の場合，抗がん薬の用量の減量や，治療の延期がされることがありますので，治療を完遂するためにも鎮痛薬にオピオイドを積極的に使用します．特に，口内炎が原因で食欲が低下した場合には，食事の30分前に鎮痛薬を使うことが有効です．もちろん，口内炎が改善した場合，鎮痛薬は必要なくなります．

🌱 薬以外のアドバイス

- 患者さんが歯磨き時の痛みや口腔乾燥の症状を訴えている場合，刺激の少ない歯磨剤や保湿ジェルなどを紹介するとよいでしょう．
- 口腔内に変化があるときは医師に伝えるようにする（カンジダ性口内炎などは，患者さんが先に気づくことがあります）．
- 刺激（熱・辛味・酸味）のある食品や飲料品は避けましょう（しみます）．また，粒が固いもの（煎餅，クッキー）は避けてやわらかいものを食べるように

します(粒が口内炎を刺激します).
- 放射線照射に伴う口腔乾燥には,加湿器や湿らせたマスクが有効な場合があります.口腔内を保湿する医薬部外品もあります.
- 口内炎へイソジン®ガーグルのようなポビドンヨードのうがい薬が処方されることがありますが,粘膜への刺激が強いことから疼痛を伴う口内炎には不適切です.感染予防や口腔内の消毒目的に使用する際には30倍まで薄めて使用します.
- 薬ではありませんが,口腔内の洗浄を目的とした市販のアルコールを含む薬用リステリン®のようなものを使用することは患部を刺激し,痛みを増強させるので使用しないように説明します.

口内炎に用いる薬剤

薬A　うがい薬

アズレンスルホン酸ナトリウム GE

アズノール® 　うがい液「4%」
含嗽用ハチアズレ® 　顆粒2g/包

特徴/注意点

- アズノール®うがい液：25滴を使用して500mLのうがい液を調製する（100mLに5滴）
- 含嗽用ハチアズレ®顆粒：5包を使用して500mLのうがい液を調製する（100mLに1包）
- 粘膜保護，創傷治癒促進作用がある
- 1日5回以上のうがいを励行する▶
- 口腔乾燥がある場合はグリセリン液，痛みがある場合はリドカイン液を加える▶

グリセリン

グリセリン　液500mL/本

特徴/注意点

- 口腔乾燥がある場合にうがい液に加える
- うがい薬 ＋ グリセリン60mL ＋ 水 ＝ 約500mLのうがい薬を作成する
- 甘みがあり，加えることを嫌う患者さんもいるので，その場合は除いてよい▶

リドカイン

キシロカイン®　液「4%」100mL/本

特徴/注意点

- 液であるが，薄めて使う表面麻酔薬なので決してのまないように説明する
- 表面麻酔薬であり，5〜10mLを加えて全量500mLにしてうがい液を調製
- ピリピリとした違和感があるが，これは麻酔的な効果である

- うがい液なので，リドカインが入っているが何度でも使用してよい
- 痛い部分に浸すようにして使用する▶
- 10mL程度で効果が頭打ちなので，痛みが治まらない場合は内服の鎮痛薬を用いる▶
- 食前に痛みを抑えるためにうがいをするのもよい▶

MEMO　うがい薬のレシピ

- 通常のアズノール®うがい液
- 水100mL当たりアズノール®うがい液5滴でうがい液をつくる
* 口腔乾燥がある場合，グリセリン液を適宜（500mLに対して60mL程度）加える
- 口内炎の痛みが強いとき
- アズノール®うがい液　　　25滴
- キシロカイン®液　　5〜10mL（上限10mL）
- グリセリン液　　　60mL

水を加えて全量500mLにする（500mLのペットボトルにつくるとよい）

*衛生上，できる限り1本を1〜2日で使い切る

薬C　二次感染症への薬

● 抗真菌薬（注射薬以外）

ミコナゾール

フロリード®　ゲル経口用2%

イトラコナゾール GE

イトリゾール®　カプセル50mg/液1%

特徴/注意点

- カンジダ性口内炎へ使用する
- アゾール系の抗菌薬には薬物相互作用が原因の併用禁忌薬が多いので注意
- フロリード®ゲルは，使用感がよくないことか

らアドヒアランスが低いので，説明が必要 ▶
- 通常，2～3日で改善するために休薬し，残薬が残る場合が多いが，症状が再燃する場合が多いので，継続した使用を説明する ▶

> ＊ミコナゾールと禁忌の薬剤：ピモジド，キニジン，トリアゾラム，シンバスタチン，アゼルニジピン，ニソルジピン，エルゴタミン酒石酸塩，ジヒドロエルゴタミンメシル酸塩
> ＊イトコナゾールと禁忌の薬剤：ピモジド，キニジン，ベプリジル，トリアゾラム，シンバスタチン，アゼルニジピン，ニソルジピン，エルゴタミン，ジヒドロエルゴタミン，バルデナフィル，エプレレノン，ブロナンセリン，シルデナフィル，タダラフィル，アリスキレン，ダビガトラン，リバーロキサバン

- **抗ウイルス薬（注射薬以外）**

アシクロビル　GE

ゾビラックス® 錠200mg
アラセナ®A 軟膏3%
ゾビラックス® 軟膏5%

特徴/注意点
- ヘルペス性口内炎に使用する
- 骨髄抑制が長期の治療では予防的に使用される
- 通常，2，3日で改善するために休薬し，残薬が残る場合が多いが，症状が再燃する場合が多いので，継続した使用を説明する ▶

薬D その他

- **M₃刺激薬**

ピロカルピン

サラジェン® 錠5mg

特徴/注意点
- 1回5mgを1日3回を食後に内服
- 唾液分泌を促進する
- M₃受容体刺激による発汗などの有害事象により中止に至ることが多い
- 放射線性口腔乾燥に保険適用がある ▶

アルギン酸ナトリウム　GE

アルロイド®G

特徴/注意点
- 粘膜保護目的に使用．うがい液などに入れられることもある
- 口唇の乾燥

白色ワセリン　GE

特徴/注意点
- ステロイド口腔用軟膏は口唇に塗布するとくっついて出血するので口唇の乾燥症状がある場合は白色ワセリンを使用する

文献一覧

1. 吐き気・食欲不振

1) 制吐薬適正使用ガイドライン ver.1.2, 日本癌治療学会, http://www.jsco-cpg.jp/
2) Ikuo Sekine YS, et al：Abstracts of the 2009 international MASCC/ISOO symposium. Supportive Care in Cancer, 17：877, 2009.
3) Navari RM, et al：A phase II trial of olanzapine for the prevention of chemotherapy-induced nausea and vomiting：a Hoosier Oncology Group study. Support Care Cancer, 13：529-534, 2005.
4) Tan L, et al：Clinical research of Olanzapine for prevention of chemotherapy-induced nausea and vomiting. Journal of Experimental & Clinical Cancer Research, 28：131, 2009.
5) Jantunen IT, et al：An overview of randomised studies comparing 5-HT3 receptor antagonists to conventional anti-emetics in the prophylaxis of acute chemotherapy-induced vomiting. Eur J Cancer, 33：66-74, 1997.
6) Ioannidis JPA, et al：Contribution of Dexamethasone to Control of Chemotherapy-Induced Nausea and Vomiting：A Meta-Analysis of Randomized Evidence. Journal of Clinical Oncology, 18：3409-3422, 2000.
7) Razavi D, et al：Prevention of adjustment disorders and anticipatory nausea secondary to adjuvant chemotherapy：a double-blind, placebo-controlled study assessing the usefulness of alprazolam. J Clin Oncol, 11：1384-1390, 1993.
8) Kris MG, Radford JE, Pizzo BA, et al：Use of an NK1 receptor antagonist to prevent delayed emesis after cisplatin. J Natl Cancer Inst, 89：817-818, 1997.
9) Hesketh PJ, et al：The oral neurokinin-1 antagonist aprepitant for the prevention of chemotherapy-induced nausea and vomiting：a multinational, randomized, double-blind, placebo-controlled trial in patients receiving high-dose cisplatin--the Aprepitant Protocol 052 Study Group. J Clin Oncol, 21：4112-4119, 2003.

2. 発 熱

1) Toussaint E, et al：Causes of fever in cancer patients (prospective study over 477 episodes)., Support Care Cancer, 14 (7)：763-769, 2006.
2) Zell JA, et al：Neoplastic fever：a neglected paraneoplastic syndrome., Support Care Cancer, 13 (11)：870-877, 2005.
3) Klastersky J, et al：The Multinational Association for Supportive Care in Cancer risk index：A multinational scoring system for identifying low-risk febrile neutropenic cancer patients. J Clin Oncol, 18 (16)：3038-3051, 2000.
4) Freifeld AG, et al：Clinical practice guideline for the use of antimicrobial agents in neutropenic patients with cancer：2010 update by the infectious diseases society of america. Clin Infect Dis, 52 (4)：e56-93, 2011.

5) Masaoka T：Evidence-based recommendations for antimicrobial use in febrile neutropenia in Japan：executive summary. Clinical Infect Dis, 39 Suppl 1, S49-52, 2004.
6) Prevention and Treatment of Cancer related infections, NCCN guidelines version 2. 2014, https://www.nccn.org/
7) Freifeld AG, et al：Clinical practice guideline for the use of antimicrobial agents in neutropenic patients with cancer：2010 update by the infectious diseases society of america. Clin Infect Dis, 52（4）：e56-93, 2011.
8) 鈴木真也, ほか：ドセタキセルの外来化学療法時における発熱に対する経口抗菌剤のアドヒアランス. 医療薬学, 37（7）：389-394, 2011.

3. 下　痢

1) Rivory LP：Irinotecan（CPT-11）：a brief overview., Clin Exp Pharmacol Physiol. Oct-Nov；23（10-11）：1000-1004, 1996.
2) Rothenberg ML, et al：Mortality associated with irinotecan plus bolus fluorouracil/leucovorin：summary findings of an independent panel. J Clin Oncol, 19（18）：3801-3807, 2001.

5. 呼吸器症状

1) Bredin M, et al：Multicentre randomised controlled trial of nursing intervention for breathlessness in patients with lung cancer. BMJ；318（7188）：901-904, 1999.
2) Dy SM, et al：Evidence-based recommendations for cancer fatigue, anorexia, depression, and dyspnea. J Clin Oncol, 26（23）：3886-3895, 2008.

6. 皮膚症状

1) Van Cutsem E：Challenges in the use of epidermal growth factor receptor inhibitors in colorectal cancer. Oncologist, 11（9）：1010-1017, 2006.
2) Kawashima M, et al：Addition of fexofenadine to a topical corticosteroid reduces the pruritus associated with atopic dermatitis in a 1-week randomized, multicentre, double-blind, placebo-controlled, parallel-group study. British Journal of Dermatology, 148：1212-1221, 2003.
3) Aminah Jatoi, et al：Tetracycline to Prevent Epidermal Growth Factor Receptor Inhibitor-Induced Skin Rashes：Results of a Placebo-Controlled Trial from the North Central Cancer Treatment Group（N03CB）. Cancer, 113（4）：847-853, 2008.
4) Alon Scope, et al：Randomized Double-Blind Trial of Prophylactic Oral Minocycline and Topical Tazarotene for Cetuximab-Associated Acne-Like Eruption. J Clin Oncol, 25：5390-5396, 2007.
5) Mario E.et al：Skin Toxicity Evaluation Protocol With Panitumumab（STEPP）, a Phase II, Open-Label, Randomized Trial Evaluating the Impact of a Pre-

Emptive Skin Treatment Regimen on Skin Toxicities and Quality of Life in Patients With Metastatic Colorectal Cancer. Journal of Clinical Oncology, 28：1351-1357, 2010.

6) Thomas J, et al：Lacouture, Epidermal Growth Factor Receptor Inhibitor-Associated Cutaneous Toxicities：An Evolving Paradigm in Clinical Management. The Oncologist, 12：610-621, 2007.

7) Van Cutsem E, et al：Intrapatient cetuximab dose escalation in metastatic colorectal cancer according to the grade of early skin reactions：the randomized EVEREST study. J Clin Oncol, 30(23)：2861-2868, 2012.

7. 手足の症状

1) Cortes JE, et al：Docetaxel (Review, 104 refs). J Clin Oncol, 13. 2643-55, 1995.

2) Dieras V, et al：Second EORTC Clinical Screening Group (CSG) phase II trial of Taxotere (doce-taxel) as first line chemotherapy (CT) in advanced breast cancer (ABC). Proc Am Soc Clin Oncol, 13：115, 1994 (abstr).

3) John A, et al：Risk Factors for Deep Vein Thrombosis and Pulmonary Embolism. Arch Intern Med, 160：809-815, 2000.

8. 痛 み

1) Whaley L, et al：Nursing Care of Infants and Children, 3th ed, St. Louls, Mosby, 1987.

2) World Health Organization：Cancer Pain Relief, 2nd ed, World Health Organization, Geneva, 1996.

3) Dean M：Opioids in renal failure and dialysis patients. J Pain Symtom Manage, 2004；28：497-504, 2004.

9. 口内炎

1) 化学療法と頭頸部放射線療法の口腔合併症(PDQ®)：
http://cancerinfo.tri-kobe.org/pdq/summary/japanese-s.jsp?Pdq_ID = CDR0000062870

2) 化学療法と頭頸部放射線療法の口腔合併症(PDQ®)：
http://cancerinfo.tri-kobe.org/pdq/summary/japanese-s.jsp?Pdq_ID = CDR0000062870

3) Keefe DM, et al：Mucositis Study Section of the Multinational Association of Supportive Care in Cancer and the International Society for Oral Oncology. Updated clinical practice guidelines for the prevention and treatment of mucositis. Cancer, 109(5)：820-831, 2007.

一般索引

欧文

CTCAE ver 4.0
　——，悪心・食欲不振 ················ 18
　——，下痢 ······························ 56
　——，口腔粘膜炎 ··················· 149
　——，呼吸器症状 ····················· 79
　——，手掌・足底発赤知覚不全症候群 ··· 112
　——，発熱 ······························ 39
　——，皮膚障害 ························ 92
　——，便秘 ······························ 67
NRS ·· 124
SP療法 ······································ 21
VAS ·· 124
WHO方式3段階除痛ラダー ········ 127
XELOX療法 ······························ 21
XP療法 ····································· 21

あ行

胃がん ······································ 21
移植時免疫反応 ······················· 145
移植片対宿主反応 ··················· 147
痛み ······································ 118
インフュージョンリアクション ······· 34
インフルエンザ ························· 33
嘔吐 ··························· 32, 59, 64
悪寒 ······················· 32, 52, 144
悪心 ······································ 131

か行

喀痰 ·· 76
胸痛 ·· 76
感染症 ····································· 33
亀裂 ·· 88
血栓症 ····································· 36
下痢 ································ 32, 48
高カルシウム血症 ······················ 64
抗菌薬予防的投与 ····················· 42

口腔内感染症 ························· 147
好中球減少 ······················· 32, 39
口内炎 ····························· 122, 140
紅斑 ·································· 88, 108
呼吸器症状 ······························ 72
呼吸苦 ··························· 72, 76, 79
呼吸困難 ·································· 79
コリン作動性下痢 ······················ 53

さ行

ざ瘡様皮疹 ······························ 92
寒気 ·· 76
支持療法 ································ 131
手掌・足底発赤知覚不全症候群 ······ 111, 113
腫瘍熱 ····································· 36
腫瘍崩壊症候群 ························ 35
消化管通過障害 ························ 16
食欲不振 ··································· 8
侵害受容体性疼痛 ··················· 127
神経障害疼痛 ························· 127
膵がん ······························ 21, 92
水疱 ·································· 88, 108
頭痛 ·· 12
スティーブンス・ジョンソン症候群 ····· 88
咳 ·································· 33, 72
爪囲炎 ····································· 92
瘙痒症 ····································· 92

た行

大腸がん ···························· 21, 90
大量化学療法 ························· 145
脱水 ································ 32, 59
手足皮膚症候群 ······················ 111
手足皮膚反応 ························· 111
低カリウム血症 ························· 64
電解質異常 ······················· 16, 59
頭頸部がん ······························ 90

な行

二次感染症 …………………………… 155
乳がん ………………………………… 21
眠気 …………………………………… 132
ノロウイルス ………………………… 33

は行

肺がん ………………………………… 90
排尿困難 ……………………………… 132
吐き気 ………………………………… 8, 32
白血球減少 …………………………… 32, 39
発熱 …………………………… 28, 38, 76, 144
発熱性好中球減少症 ………………… 39
皮膚乾燥 ……………………………… 88, 95
皮膚症状 ……………………………… 84
びらん ………………………………… 88
フェイススケール …………………… 124
腹痛 …………………………… 12, 52, 59, 64
ふらつき ……………………………… 32
ベース ………………………………… 130, 137
便秘 …………………………………… 60, 132
放射線治療 …………………………… 145, 147
放射線照射部位 ……………………… 16
ホルモン異常 ………………………… 37

ま行

むくみ ………………………………… 108
めまい ………………………………… 12, 32

や行

薬剤熱 ………………………………… 34
輸血 …………………………………… 35
腰痛 …………………………………… 64
予測性悪心 …………………………… 21
予防的抗菌薬投与 …………………… 42
予防的制吐薬投与 …………………… 19

ら行

レスキュー …………………………… 37, 130

薬剤索引

数字・欧文

- 5-FU ······································ 46, 109
- 5-HT$_3$拮抗薬 ······························· 65
- D$_2$遮断薬 ································ 8, 24
- EGFR-TK阻害薬 ·························· 78
- G-CSF製剤 ································· 36
- M$_3$刺激薬 ·································· 156
- MSコンチン® ······························ 137
- MSツワイスロン® ······················· 137
- mTOR阻害薬 ······························· 78
- NK$_1$拮抗薬 ································· 25
- PPI ·· 26
- S-1 ··· 146

あ行

- アキシチニブ ······························ 109
- アシクロビル ······························ 156
- アズノール®うがい液 ·············· 152, 155
- アズレンスルホン酸ナトリウム ····· 155
- アセトアミノフェン ················ 47, 136
- アセリオ® ·································· 136
- アトロピン ·································· 36
- アバスチン® ································ 35
- アービタックス® ················ 35, 78, 90
- アフィニトール® ······················ 78, 146
- アブストラル® ····························· 137
- アプレピタント ················ 14, 15, 25
- アミトリプチリン ························ 139
- アムホテリシンB ·························· 36
- アモキサピン ······························ 139
- アモキサン® ······························· 139
- アモキシシリン/クラブラン酸 ········ 47
- アラセナ®A軟膏 ························· 156
- アルギン酸ナトリウム ·················· 156
- アルプラゾラム ······················ 25, 83
- アルロイド®G ···························· 156
- アレグラ ···································· 102
- アレンドロン酸 ···························· 36
- アンペック® ······················· 137, 138
- イオン交換樹脂薬 ························· 65
- イトラコナゾール ························ 155
- イトリゾール® ···························· 155
- イーフェン® ······························· 137
- イミプラミン ······························· 36
- イメンド® ·································· 25
- 医療用麻薬 ···················· 16, 62, 67, 83
- イレッサ® ······························ 78, 90
- インターフェロン ························· 35
- インターフェロン製剤 ··················· 36
- イントロン®A ······························ 36
- インライタ® ······························ 109
- ヴォトリエント® ························ 109
- うがい薬 ··································· 155
- エチゾラム ·································· 25
- エチドロン酸 ······························· 36
- エトドラク ································· 136
- エトポシド ································ 146
- エベロリムス ······················· 78, 146
- エメプラゾール ··························· 26
- エルロチニブ ················ 78, 90, 146
- エンドキサン ······························ 146
- オーアイエフ® ···························· 36
- オキシコドン ·················· 65, 137, 138
- オキシコンチン® ···················· 65, 138
- オキノーム® ···················· 65, 133, 137
- オーグメンチン® ·························· 43
- オピオイド系鎮痛薬 ················ 65, 126
- オプソ ················· 65, 82, 83, 133, 137
- オプソ®内服液 ···························· 81
- オメプラゾール ··························· 26
- オメプラール® ···························· 26
- オランザピン ······························· 24
- オンコビン ·································· 65

か行

- カイトリル® ································ 65

ガスター®	26
ガバペン®	138
ガバペンチン	138
カペシタビン	109
カリメート®	65
カルバマゼピン	36, 138
カロナール®	47, 133, 136
緩下薬	45, 68
含嗽用ハチアズレ®	155
キシロカイン®液	155
キニジン	36
強オピオイド	126, 137
グラニセトロン	65
クラビット®	43, 47
グラン®	36
グリセリン	155
グリセリン浣腸液	70
クロルフェニラミン	83
クロルプロマジン	36
ケイキサレート	65
経口抗菌薬	47
解熱薬	47
ゲフィチニブ	78, 90
ゲムシタビン	21, 35
ケラチナミン軟膏	115, 117
抗EGFR抗体	78
抗EGFR薬	89, 90
抗アレルギー薬	95, 102
抗ウイルス薬	156
抗うつ薬	139
抗菌薬	32, 36, 47, 52, 95, 102
抗けいれん薬	36
抗コリン薬	36, 65
抗真菌薬	155
向精神薬	36
抗不安薬	25, 65
抗不整脈薬	139
骨粗鬆症治療薬	36
コデイン	83, 136

さ行

サイアザイド系利尿薬	36
殺細胞抗がん薬	90
ザイディス®	24
坐剤	138
サラジェン®	156
サルファ剤	36
ジアゼパム	139
ジェムザール®	21, 35
ジクロフェナク	136
シクロフォスファミド	146
刺激薬	68
止瀉薬	59
シスプラチン	21, 35, 65
シタラビン	109, 146
ジヒドロコデイン	83
ジフェンヒドラミン	25
ジフルプレドナート	102, 117
ジプレキサ®	21, 24
シプロキサン®	47
シプロフロキサシン	43, 45, 47
弱オピオイド	126, 136
徐放性強オピオイド	137
新レシカルボン®	70
スクラルファート	152
スタラシド®	146
スチバーガ®	109
ステロイド外用薬	102, 115, 117
ステロイド内服薬	102
ステロイド薬	8, 24, 80, 83, 96, 139
スーテント®	109, 146
スニチニブ	109, 146
スミフェロン®	35, 36
制吐薬	19
咳止め薬	83
セツキシマブ	35, 78, 90
セファロスポリン抗菌薬	36
セルシン®	139
セレネース®	24
ゼローダ®	21, 109, 146
速放性強オピオイド	137

ゾビラックス® ……………………………… 156
ソラナックス® ……………………… 21, 25, 82, 83
ゾレドロン酸 ………………………………… 36

た行

ダウノマイシン® ……………………………… 35
ダウノルビシン ……………………………… 35
タキサン系薬 …………………………… 65, 78
タキソテール® ………………………… 65, 78
タキソール® …………………………… 65, 78
タケプロン® ………………………………… 26
タルセバ® ……………………… 21, 78, 90, 146
鎮痛補助薬 ……………………………… 126, 132
鎮痛薬 ……………………………………… 126
ティーエスワン® …………………………… 21
低分子EGFR阻害薬 ………………………… 90
デカドロン® ……………… 8, 21, 24, 82, 83, 139
デキサメタゾン …………………………… 24, 83, 139
デキストロメトルファン …………………… 83
テグレトール® …………………………… 138
鉄剤 ………………………………………… 65
テトラサイクリン系抗菌薬 ………………… 95
デパケン® ………………………………… 138
デパス® …………………………………… 25
テムシロリムス ……………………………… 78
デュロテップ®MTパッチ ………………… 138
ドキシル® ………………………………… 109
ドキソルビシン …………………………… 109
ドセタキセル ………………………… 78, 109
ドパミン受容体D₂遮断薬 ………………… 24
トラスツズマブ ……………………… 21, 35
トラベルミン® …………………………… 25
トラマドール ……………………………… 136
トラマール® ……………………………… 136
トリーセル® ………………………………… 78
トリプタノール® ………………………… 139
ドンペリドン ………………………………… 24

な行

ナイキサン® ……………………………… 136
ナウゼリン® ……………………… 8, 21, 24

ナゼア® ……………………………… 25, 65
ナプロキセン ……………………………… 136
尿素配合剤 ………………………………… 117
ネキシウム® ………………………………… 26
ネクサバール® …………………………… 109
ノイアップ® ………………………………… 36
ノイトロジン® ……………………………… 36
ノバミン® ……………………… 8, 21, 24, 133

は行

ハイドレア® ……………………………… 146
ハイペン® ………………………………… 136
白色ワセリン …………………………… 152, 156
パクリタキセル ……………………………… 78
ハーセプチン® ………………………… 21, 35
パゾパニブ ………………………………… 109
ハチアズレ® ……………………………… 155
パニツムマブ ………………………………… 90
パミドロン酸 ………………………………… 36
パリエット® ………………………………… 26
バルビツレート ……………………………… 36
バルプロ酸 ………………………………… 138
ハロペリドール ……………………………… 24
非オピオイド鎮痛薬 ……………… 126, 136
ビスホスホネート系薬 ……………………… 36
ヒドロキシカルバミド …………………… 146
ヒドロコルチゾン ………………………… 102
ピリナジン® ………………………………… 47
ヒルドイド®ローション・クリーム・ソフト軟膏 ‥ 103
ピロカルピン ……………………… 152, 156
ビンカアルカロイド系薬 …………………… 65
ファモチジン ………………………………… 26
フェキソフェナジン ……………… 102, 115
フェニトイン ………………………………… 36
フェルム® …………………………………… 65
フェロミア® ………………………………… 65
フエロン® …………………………………… 35
フェンタニル ……………………… 137, 138
フェントス®テープ ……………………… 138
フスコデ® ……………………………… 81, 83
ブチルスコポラミン ………………………… 65

フトラフール® ………………………… 146	メソトレキセート® ………………………… 146
ブプレノルフィン ………………………… 136	メチルエフェドリン ………………………… 83
プラチナ系製剤 ……………………………… 65	メチルドパ ………………………………… 36
プリンペラン® …………………………… 21, 24	メトクロプラミド ………………………… 24
ブルゼニド® …………………………… 68, 70	メトトレキサート ………………………… 146
ブレオ® ……………………………………… 35	メロキシカム ……………………………… 136
ブレオマイシン ……………………………… 35	モービック® ……………………………… 136
プレガバリン ……………………………… 139	モルヒネ ………………………… 65, 82, 137
プレドニゾロン …………………………… 102	モルペス® ……………………………… 133, 137
プレドニン® ……………………………… 102	
プロカインアミド ………………………… 36	**ら行**
プロクロルペラジン ……………………… 24	ラキソベロン® ……………………………… 70
プロコデ® …………………………………… 81	ラステット® ……………………………… 146
プロトンポンプ阻害薬 …………………… 26	ラベプラゾール …………………………… 26
フロリード®ゲル経口用 ………………… 155	ラモセトロン …………………………… 25, 65
分子標的薬 …………………………… 34, 109	ランソプラゾール ………………………… 26
ベクティビックス® ……………………… 90	ランダ® ……………………………………… 35
ベタメタゾン ……………………… 83, 102, 139	リツキサン® ……………………………… 35
ペニシリン系抗菌薬 ……………………… 36	リツキシマブ ……………………………… 35
ベバシズマブ ……………………………… 35	リドカイン ……………………………… 155
ヘパリン類似物質 ………………………… 103	硫酸アトロピン …………………………… 36
ベンゾジアゼピン系薬 …………………… 65	リリカ® …………………………………… 139
保湿剤 ……………………………………… 103	リン酸コデイン ………………… 81, 83, 136
ボルタレン® ……………………………… 136	リンデロン® ………………………… 83, 139
	リンデロン®Vローション ……………… 102
ま行	ループ利尿薬 ……………………………… 36
マイザー®軟膏 ………………… 102, 115, 117	レゴラフェニブ …………………………… 109
マグネシウム製剤 ……………………… 45, 70	レペタン® ………………………………… 136
マグミット® ………………………………… 70	レボフロキサシン ………………………… 45
マグラックス® ……………………… 68, 70, 133	ロキソニン® ……………………………… 136
ミコナゾール ……………………………… 155	ロキソプロフェン …………………… 115, 136
ミノサイクリン …………………………… 102	ロペミン® ………………………………… 59
ミノマイシン® …………………………… 102	ロペラミド ………………………… 48, 49, 57, 59
メキシチール® …………………………… 139	ロラゼパム ……………………………… 25, 83
メキシレチン ……………………………… 139	ワイパックス® ………………………… 82, 83
メジコン® ……………………………… 80, 81	ワンデュロ®パッチ ……………………… 138

地域医療連携サポートBOOK
フローチャートでわかるがん化学療法の副作用　©2015
定価（本体2,200円＋税）

2015年4月1日　1版1刷

編　者　田原　信（たはら　まこと）
著　者　鈴木　真也（すずき　しんや）
　　　　榎田　智弘（えのき　だ　ともひろ）

発行者　株式会社　南山堂
　　　　代表者　鈴木　肇

〒113-0034　東京都文京区湯島4丁目1-11
TEL 編集(03)5689-7850・営業(03)5689-7855
振替口座　00110-5-6338

ISBN 978-4-525-78561-1　　Printed in Japan

本書を無断で複写複製することは，著作者および出版社の権利の侵害となります．
JCOPY ＜(社)出版者著作権管理機構　委託出版物＞
本書の無断複写は著作権法上での例外を除き禁じられています．複写される場合は，そのつど事前に，(社)出版者著作権管理機構（電話 03-3513-6969，FAX 03-3513-6979，e-mail: info@jcopy.or.jp）の許諾を得てください．

スキャン，デジタルデータ化などの複製行為を無断で行うことは，著作権法上での限られた例外（私的使用のための複製など）を除き禁じられています．業務目的での複製行為は使用範囲が内部的であっても違法となり，また私的使用のためであっても代行業者等の第三者に依頼して複製行為を行うことは違法となります．